DIMA KREIS

SOS ICH HABE RÜCKEN

Bibliografische Information der Deutschen Nationalbibliothek
Die Deutsche Nationalbibliothek verzeichnet diese Publikation in der Deutschen Nationalbibliografie. Detaillierte bibliografische Daten sind im Internet über https://dnb.de abrufbar.

Für Fragen und Anregungen
info@m-vg.de

Wichtige Hinweise
Dieses Buch ist für Lernzwecke gedacht. Es stellt keinen Ersatz für eine individuelle medizinische Beratung dar und sollte auch nicht als solcher benutzt werden. Wenn du medizinischen Rat einholen willst, konsultiere bitte einen qualifizierten Arzt. Der Verlag und der Autor haften für keine nachteiligen Auswirkungen, die in einem direkten oder indirekten Zusammenhang mit den Informationen stehen, die in diesem Buch enthalten sind.

Ausschließlich zum Zweck der besseren Lesbarkeit wurde auf eine genderspezifische Schreibweise sowie eine Mehrfachbezeichnung verzichtet. Alle personenbezogenen Bezeichnungen sind somit geschlechtsneutral zu verstehen.

Originalausgabe
1. Auflage 2025

Türkenstraße 89
80799 München
Tel.: 089 651285-0

Redaktion: Simone Fischer
Umschlaggestaltung: Sabrina Pronold
Umschlagabbildung: Nils Schwarz
Bilder in Innenteil: alle Bilder von Nils Schwarz, außer: Shutterstock: /Sakurra S. 21; /VectorMine S. 23; / Doucefleur S. 27; /Pepermpron S. 29; /SofiaV S. 34; /Egoitz Bengoetxea S. 41; /Pixel-Shot S. 42; /Tomasz Guzowski S. 53; /TORWAISTUDIO S. 164; /Ground Picture S. 165
Satz: feschart print- und webdesign, Michaela Röhler, Leopoldshöhe
Druck: Florjancic Tisk d.o.o., Slowenien
Printed in the EU

ISBN Print 978-3-7423-2798-7
ISBN E-Book (EPUB, Mobi) 978-3-7453-2608-6

DIMA KREIS

SOS ICH HABE RÜCKEN

In nur **2 MINUTEN** einfach und effektiv Schmerzen lindern und Verspannungen lösen

riva

INHALT

4 Von Kopf bis Fuß gesund 141

Anhang

Vorwort

Rückenschmerzen sind ein allgegenwärtiges Thema, das Menschen aller Altersgruppen betrifft. Als Physiotherapeut und ehemaliger Profisportler habe ich in den letzten 20 Jahren erlebt, wie stark Rückenschmerzen das Leben beeinflussen können – sei es bei Patienten, die ich behandelt habe, oder während meiner eigenen Basketballkarriere. Dieses Buch ist aus dem Wunsch entstanden, mein Wissen und meine Erfahrungen mit dir zu teilen, damit du deine Rückengesundheit selbst in die Hand nehmen kannst.

Meine Reise begann auf dem Basketballfeld, wo ich die Höhen und Tiefen einer intensiven körperlichen Belastung durchlebt habe. Nach 15 Jahren professionellen Sports und zahllosen Trainingseinheiten wurde mir eines klar: Prävention und ein tiefes Verständnis des eigenen Körpers sind der Schlüssel zu einem schmerzfreien und leistungsfähigen Leben. Seit 2014 arbeite ich als Physiotherapeut und habe mich auf Rückengesundheit spezialisiert. Dabei habe ich festgestellt, dass es nicht nur die akuten Schmerzen sind, die die Betroffenen belasten, sondern vor allem der Übergang zu chronischen Beschwerden, der viele Menschen verzweifeln lässt.

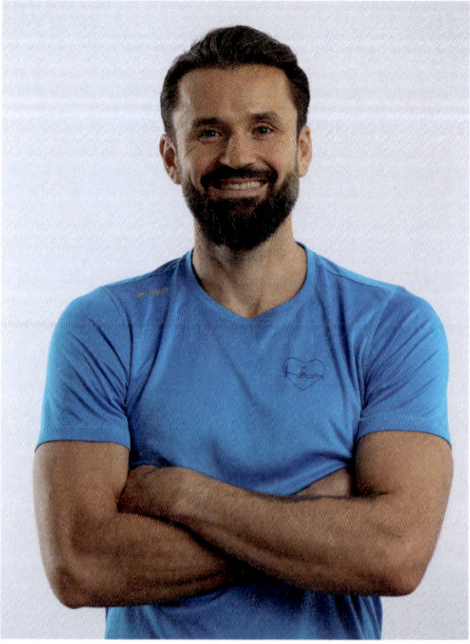

Dieses Buch soll dir nicht nur helfen, akute Schmerzen zu verstehen und zu lindern, sondern dir auch Werkzeuge an die Hand geben, um langfristig stark und mobil zu bleiben. Die Kapitel sind so gestaltet, dass du leicht nachvollziehen kannst, wie Bewegung, Haltung, Stress und der richtige Umgang mit deinem Körper zusammenhängen. Es geht darum, eine gesunde Balance zu finden – körperlich und mental.

Ich hoffe, dass *SOS, ich habe Rücken* dich auf deinem Weg zu einem besseren Körpergefühl und einem gesünderen Leben begleiten wird. Denn niemand sollte das Gefühl haben, Rückenschmerzen hilflos ausgeliefert zu sein – es gibt immer einen Weg zu mehr Wohlbefinden.

Ich wünsche dir viele Erkenntnisse und maximalen Erfolg auf deinem Weg zu einem schmerzfreien Rücken,

Dein Dima

Nach 15 Jahren endlich beschwerdefrei

Bevor wir gemeinsam loslegen, möchte ich dir zeigen, warum du mir vertrauen kannst. Seit 2020 teile ich mein Wissen über Rückenbeschwerden und ganzheitliche Gesundheit auf verschiedenen Social-Media-Kanälen. Was damals mit einer Vision begann, ist heute zu einer starken Community herangewachsen. Mittlerweile folgen mir über eine Million Menschen auf Instagram, YouTube, Facebook und TikTok und profitieren von meinen erprobten Tipps und Methoden für ein schmerzfreies Leben. Egal, auf welcher Plattform du unterwegs bist, du findest mich unter meinem Namen Dima Kreis. Gemeinsam gehen wir Schritt für Schritt den Weg in ein gesünderes Leben und zeigen, dass es nie zu spät ist, etwas zu verändern.

Bevor ich meine Leidenschaft zum Beruf machte und anderen Menschen half, ihre Rückenschmerzen zu lindern, stand ich selbst vor einer langen und frustrierenden Reise.

15 Jahre lang kämpfte ich mit anhaltenden Rückenschmerzen, die mein Leben als Profisportler und im Alltag beeinträchtigten. Während dieser Zeit probierte ich nahezu alles, um Erleichterung zu finden – regelmäßige Besuche bei Osteopathen, verschiedene Ärzte, unzählige Massagen, Spritzen und Medikamente. Jeder neue Versuch brachte neue Hoffnung, doch immer wieder endete diese Hoffnung in Enttäuschung. Die Schmerzen blieben ein ständiger Begleiter und ich begann, mich mit der Idee abzufinden, dass dies mein Schicksal sein könnte.

Erst nach dem Ende meiner aktiven Sportlerkarriere fand ich die Lösung – und sie war nicht in einer einzelnen Behandlungsmethode zu finden, sondern in einem ganzheitlichen Ansatz, der den Körper als komplexe Einheit betrachtet. Durch das Verständnis, wie Bewegung, Haltung, Stress und Regeneration miteinander verknüpft sind, gelang es mir endlich, meine Rückenschmerzen nachhaltig zu besiegen. Heute bin ich nicht nur schmerzfrei, sondern teile meine Erfahrungen und mein Wissen, um auch anderen den Weg zu einem beschwerdefreien Leben zu zeigen.

WIE MEINE LEIDENSCHAFT ZUM BERUF WURDE

Meine größte Leidenschaft war schon immer Basketball und es war mein Traum, eines Tages Profi zu werden. Im Jahr 2001 wanderte ich mit meinen Eltern und Geschwistern nach Deutschland aus. Damals sprach ich kein Wort Deutsch und umso stolzer bin ich heute, dieses Buch in deutscher Sprache zu schreiben – ein Zeichen dafür, wie weit ich gekommen bin.

Mit 15 oder 16 Jahren begann meine Karriere als Profibasketballspieler, die bis zu meinem 32. Lebensjahr andauerte. Diese Zeit war geprägt von Erfolg, Ehrgeiz und harter Arbeit, aber auch von zahlreichen Verletzungen, die mich auf meinem Weg begleiteten. Ich erlitt drei Bänderrisse in den Fußgelenken, eine gebrochene Nase und kämpfte drei Jahre lang mit hartnäckigen Knieschmerzen. Besonders herausfordernd waren die 15 Jahre, in denen Rückenschmerzen meine täglichen Begleiter waren. Die schlimmste Verletzung, die ich durchlebte, war eine Luxation des Ellenbogens – ein schmerzhafter und einschneidender Moment in meiner Karriere.

Nach dieser Luxation stand ich laut den Ärzten vor dem Ende meiner Karriere. Doch ich ließ mich nicht entmutigen und fand einen Guru-Arzt, der mich wieder fit bekam. Dank seiner Hilfe konnte ich meine Profikarriere weitere sechs Jahre erfolgreich fortsetzen. Diese Erfahrung war der Wendepunkt, an dem ich begann, mich intensiv mit ganzheitlicher Gesundheit zu beschäftigen.

Heute bin ich schmerzfrei, beweglicher und stärker als je zuvor. Diese Erfahrungen und die unzähligen Lektionen, die ich auf meinem Weg gelernt habe, führten mich schließlich dazu, als Coach zu arbeiten und mein Wissen über den menschlichen Körper zu vertiefen. 2015 ließ ich mich zum Physiotherapeuten ausbilden, angetrieben von dem Wunsch, mein Wissen weiterzugeben und anderen zu helfen, ihre Gesundheit und Leistungsfähigkeit zu verbessern.

Ich freue mich sehr, dass du dieses Buch in der Hand hältst. Es ist mein Herzensprojekt, in dem ich all mein Wissen und meine Erfahrungen zusammengetragen habe, damit du davon ein Leben lang profitieren kannst. Mein Ziel ist es, dir die Werkzeuge an die Hand zu geben, die du brauchst, um ein gesünderes, stärkeres und schmerzfreies Leben zu führen. Ich wünsche dir viel Spaß beim Lesen und viel Erfolg bei der Umsetzung der Tipps und Übungen. Im nächsten Abschnitt erfährst du, was dich in diesem Buch erwartet und wie es dir helfen kann, deinen eigenen Weg zur Rückengesundheit zu finden.

So holst du das Maximum aus diesem Buch heraus

Dieses Buch ist mehr als nur eine Sammlung von Tipps – es ist dein persönliches Handbuch für einen beschwerdefreien Rücken und nachhaltige Gesundheit. Du wirst hier alltagsnahe Übungen finden, die speziell dafür entwickelt wurden, mit minimalem Aufwand maximale Wirkung zu erzielen. Mit nur zwei Minuten am Tag kannst du deine Rückenschmerzen lindern und aktiv etwas für deine Gesundheit tun.

Jede Übung ist mit detaillierten Bildern und genauen Anleitungen versehen, sodass du genau weißt, wie du sie korrekt ausführen kannst. Egal, ob du Einsteiger bist oder bereits Erfahrung mit Rückenübungen hast, dieses Buch ist für alle gemacht, die einfach und effektiv etwas für ihre Rückengesundheit tun möchten.

Am Ende des Buches stelle ich dir ein ganzheitliches Konzept vor, das dir zeigt, wie du langfristig gesund und schmerzfrei bleibst. Dieses Konzept kombiniert Bewegung, Haltung, Regeneration und mentale Stärke – alles, was du brauchst, um nachhaltig von Rückenschmerzen befreit zu sein und deine Lebensqualität zu verbessern.

Wenn ich sage, arbeite mit diesem Buch, dann meine ich, dass du nicht nur liest, sondern das Gelesene wirklich verstehst und umsetzt, um die bestmöglichen Ergebnisse zu erzielen. Dieses Buch soll dir als Handbuch dienen, mit dem du aktiv an der Linderung deiner Rückenschmerzen arbeiten kannst. Hier sind einige Tipps, wie du das Maximum herausholen kannst:

- **Notizen machen:** Schreibe dir wichtige Gedanken und Erkenntnisse auf, um das Gelesene besser zu verinnerlichen.
- **Farbige Klebestreifen verwenden:** Markiere wichtige Seiten, insbesondere die mit Übungen, um sie schnell wiederzufinden.
- **Unterstreichen und markieren:** Hebe wichtige Abschnitte hervor, damit du sie leicht mehrmals lesen und in deinem Unterbewusstsein abspeichern kannst.
- **Regelmäßig anwenden:** Nutze das Buch nicht nur einmal, sondern immer wieder. Wiederhole die Übungen so lange, bis sie in deinem Unterbewusstsein verankert sind.
- **Handbuch-Charakter nutzen:** Betrachte dieses Buch als dein persönliches Nachschlagewerk, zu dem du immer wieder zurückkehren kannst, wenn du schnelle Lösungen für deine Rückenschmerzen brauchst.
- **Halte das Buch in Sichtweite:** Das Buch ist mit seinem auffälligen roten Cover nicht zu übersehen. Bewahre es auf deinem Schreibtisch, in deiner Tasche oder an einem anderen Ort auf, an dem du es regelmäßig siehst. So wirst du immer daran erinnert, es zu nutzen und die Übungen in deinen Alltag zu integrieren.

SO BLEIBST DU BESCHWERDEFREI – DAS GELESENE OPTIMAL UMSETZEN

Selbstverantwortung ist der Schlüssel, um das Beste aus diesem Buch herauszuholen. Vielleicht kennst du es schon: Du hast in der Vergangenheit viele Bücher über ein Thema gelesen, das dich interessiert, oder verschiedene Übungen ausprobiert – doch die erhofften Erfolge blieben aus. Der entscheidende Faktor ist die regelmäßige Umsetzung. Ich kann dir das beste Buch mit den besten Übungen und einem bewährten Konzept an die Hand geben. Doch all das wird dir nichts nützen, solange du nicht ins Handeln kommst. Ohne aktive Umsetzung wirst du keine Ergebnisse sehen – das verspreche ich dir. Deshalb ist es mir besonders wichtig, dir klarzumachen, wie bedeutend dein eigener Einsatz ist. Nur wenn du die Übungen, Tipps und Ratschläge aus diesem Buch regelmäßig anwendest, wirst du langfristig deine Rückenbeschwerden in den Griff bekommen.

Um dir das zu verdeutlichen, hier ein einfaches Beispiel: Stell dir vor, du möchtest deinen Bizeps stärken und weißt, dass du dafür 1000 Wiederholungen brauchst. Es liegt ganz bei dir, wie schnell du dieses Ziel erreichst – du kannst die 1000 Wiederholungen an einem einzigen Tag absolvieren, über eine Woche verteilen oder ein ganzes Jahr dafür brauchen. Genauso verhält es sich mit diesem Buch und den darin enthaltenen Übungen. Es liegt in deinen Händen, wie konsequent du sie umsetzt, und somit liegt auch der Erfolg in deinen Händen.

Wenn du zum Beispiel Nackenverspannungen hast und dich nur einmal in der Woche dazu entschließt, Übungen dagegen zu machen, wird es länger dauern, bis die Beschwerden gelindert werden oder verschwinden. Deshalb ist es wichtig, nicht den äußeren Umständen die Schuld zu geben, wenn du nicht in die Umsetzung kommst. Übernimm Verantwortung für deine Gesundheit und finde Lösungen und Zeit in deinem Alltag, um positive Routinen zu etablieren.

HEILUNG BEGINNT IM KOPF

Sagt dir der Name Dr. Joe Dispenza etwas? Falls ja, dann weißt du sicher, was er in seinem Leben erreicht hat und wie er Tausenden von Menschen geholfen hat, wieder gesund zu werden. Falls du ihn noch nicht kennst, möchte ich dir seine Geschichte kurz vorstellen:

Im Alter von nur 23 Jahren wurde Dr. Joe Dispenza bei einem Triathlon von einem Geländewagen angefahren und erlitt sechs gebrochene Wirbel. Die Ärzte boten ihm eine komplizierte Operation an, konnten ihm jedoch nicht garantieren, dass er jemals wieder laufen würde. Trotz dieser Prognose entschied er sich gegen die Operation und widmete sich stattdessen der Selbstheilung. Nur zehn Wochen später war er vollständig geheilt – und das ohne chirurgischen Eingriff. Dies war der Beginn seiner erfolgreichen Karriere als Chiropraktiker, Autor und Dozent.

Und nein, ich möchte dir hier keinen Hokuspokus erzählen. Mein Ziel ist es, dir zu zeigen, welche immense Macht unsere Gedanken auf unseren Körper und unser Leben haben. Deshalb lade ich dich ein, dich bereits in deinen Gedanken als geheilt zu sehen. Schließe deine Augen und stelle dir bildlich vor, wie du beschwerdefrei und ohne Schmerzen dein Leben in vollen Zügen genießt. Male dir aus, wie du Zeit mit deiner Familie, deinen Kindern oder Freunden verbringst – sei es im Urlaub, beim Wandern oder entspannt am Strand. Sieh dieses Bild so klar vor dir, als ob es bereits Wirklichkeit wäre. Manifestiere und visualisiere diesen Zustand immer wieder, besonders dann, wenn Zweifel aufkommen oder sich deine Beschwerden verstärken. Tauche in Gedanken in eine Realität ein, in der du bereits gesund, beschwerdefrei und voller Lebensfreude bist. Speichere dieses Gefühl tief in dir ab und sei dankbar dafür.

Ich möchte dir keine Versprechungen machen – das darf und werde ich nicht. Aber aus meiner Erfahrung und aus der Zusammenarbeit mit vielen Menschen weiß ich, wie kraftvoll positive Gedanken sein können. Sie haben mir und vielen anderen geholfen, außergewöhnliche Erfolge zu erzielen. Ich bin überzeugt, dass auch du durch diese einfache Übung nach und nach positive Veränderungen spüren wirst. Und ich würde mich sehr freuen, wenn du deine Erfahrungen mit mir teilst. Der wichtigste Schritt auf diesem Weg ist Vertrauen: Glaube fest daran, dass du in der Lage bist, deine aktuelle Situation zu verändern.

Ich bin ein Meister, der noch übt – du bist dein eigener Therapeut.

Dieser Satz soll dich auf deinem Weg begleiten. Schreibe ihn auf ein Blatt Papier und hänge ihn an einen Ort, an dem du ihn immer wieder sehen kannst. Er wird dich daran erinnern, dass du bereits ein Meister bist, der jedoch offen dafür bleibt, dazuzulernen und sich weiterzuentwickeln.

Mit diesem Spruch kannst du die positiven Gedanken der vorangegangenen Seiten bewusst stärken. Mein Ziel ist es, dir so viel Wissen mitzugeben, dass du dein eigener Therapeut wirst. Stell dir vor, dass du jederzeit auf dieses Wissen zugreifen kannst, um dir bei akuten Beschwerden selbst zu helfen. Du wirst in der Lage sein, deine Beschwerden besser zu verstehen und gezielt darauf zu reagieren – wie ein Profi.

Und da du bereit bist, dich weiterzuentwickeln und zu lernen, bist du gleichzeitig auch ein Meister, der sich stets verbessert. Denn seien wir ehrlich: Niemand ist jemals vollständig ausgelernt. Jeder Kung-Fu-Meister, jeder Arzt, Coach oder Lehrer weiß, dass es immer Raum für Wachstum gibt. Die besten Experten dieser Welt bilden sich kontinuierlich weiter. Genauso solltest du dich sehen – als ein Meister, der seine Fähigkeiten immer weiter ausbaut.

Nutze dieses Buch, um dich regelmäßig mit Übungen, neuem Wissen und einer positiven Haltung weiterzubilden. Mit jedem Schritt wirst du stärker, selbstbewusster und besser darin, dir selbst zu helfen. Akzeptiere, dass du auf dieser Reise nicht nur der Schüler, sondern gleichzeitig auch der Meister bist. Es liegt in deiner Hand, dich weiterzuentwickeln und deine Gesundheit aktiv zu gestalten.

DER SCHLÜSSEL: ZEIT, GEDULD UND DISZIPLIN

Alles Wertvolle im Leben braucht Zeit – und da du selbst etwas Besonderes und Wertvolles bist, braucht auch dein Körper Zeit. Was ich dir damit sagen möchte, ist: Schraube deine Erwartungen herunter oder, noch besser, lasse sie ganz los. Denn dein Körper funktioniert nicht unter Druck und Stress. Wenn du jeden Tag mit Gedanken wie den folgenden aufwachst, dann verspreche ich dir, werden deine Rückenschmerzen länger anhalten, als du dir vorstellen kannst.

- Warum funktioniert das nicht?
- Wann werden die Beschwerden endlich besser?
- Das bringt doch alles nichts!
- Bei anderen geht das doch auch viel schneller!

Dein Körper ist ein Tempel und Schmerzen oder Verspannungen sind wie Alarmzeichen, die dir zeigen, dass etwas nicht stimmt. Wenn du deinem Körper keine Zeit gibst, sich zu heilen, wird er sich die Zeit nehmen – auf seine Weise.

Dabei ist es wichtig zu bedenken, seit wann die Beschwerden bestehen. Handelt es sich um akute Schmerzen oder Verspannungen oder sind es chronische Beschwerden, die sich über Jahre aufgebaut haben? Je länger die Beschwerden vorhanden sind, desto mehr Geduld kann der Heilungsprozess erfordern.

Am Ende des Tages zählt jedoch nur eines: Hast du deine Beschwerden gelöst oder nicht? Wenn du eines Tages mit 80 oder 85 Jahren auf dein Leben zurückblickst, wird es dir völlig egal sein, ob es drei Wochen, ein Jahr oder länger gedauert hat, deine Rückenschmerzen zu lindern. Wichtig ist nur, dass du es geschafft hast.

Jeder Mensch ist einzigartig. Es gibt viele Faktoren, die eine Rolle bei der Behandlung spielen: Alter, körperliche Verfassung, die aktuelle Diagnose, das Stresslevel im Alltag, frühere Verletzungen und vieles mehr. Was ich dir aber sagen kann, ist: Geduld und Disziplin sind entscheidend.

Für mich bedeutet Disziplin nicht, jeden Tag perfekt zu sein und alles, was ich mir vorgenommen habe, durchzuziehen – selbst wenn ich dabei unter Druck gerate. Nein, das ist nicht nachhaltig. Jeder Tag ist anders, denn es tauchen immer wieder neue Situationen und Herausforderungen auf. Disziplin bedeutet für mich, dranzubleiben – und zwar in kleinen Schritten. Es ist besser, jeden Tag zwei oder drei Übungen zu machen, anstatt zehn Übungen auf Kosten deiner Arbeit, deiner Familie und deines Wohlbefindens durchzuziehen. Lieber kleine Schritte, die du in deinen Alltag integrieren kannst, als große Schritte, die dich überfordern. Stimmst du mir zu?

Aus der Praxis

Ich möchte dir ein Beispiel geben: Marianne, eine Klientin von mir, litt seit fünf Jahren unter einem Bandscheibenvorfall in der Lendenwirbelsäule. Ihre Schmerzen waren so stark, dass sie täglich Schmerzmittel nehmen musste und kurz davor war, sich operieren zu lassen. Innerhalb von acht Wochen hat Marianne es geschafft, ihre Schmerzen auf einer Skala von 1 bis 10 von einer 9 auf eine 3 zu reduzieren. Das Beste daran: Sie braucht keine Schmerzmittel mehr.

Zeit, Geduld und Disziplin – das ist deine Erfolgskombination. Diese drei Elemente sind der Schlüssel, um dich körperlich voranzubringen. Lass dich nicht von Rückschlägen entmutigen. Bleibe dran, sei geduldig mit dir selbst und gib deinem Körper die Zeit, die er braucht. Schritt für Schritt wirst du Fortschritte machen. Nach dem Motto: Just do it!

Bevor du gleich tiefer in die Ursachen und Lösungen einsteigst, möchte ich dir eine Sache mitgeben: Was du hier liest, hat bereits das Leben unzähliger Menschen verändert. Wie du ja bereits weißt, folgen eine Million Menschen meinen Inhalten auf Social Media – und sie nutzen sie erfolgreich, um Schmerzen zu lindern und wieder aktiv zu leben.

Dieses Buch ist deine persönliche Anleitung, um mit meinem bewährten Konzept deine eigene Transformation zu starten.

1

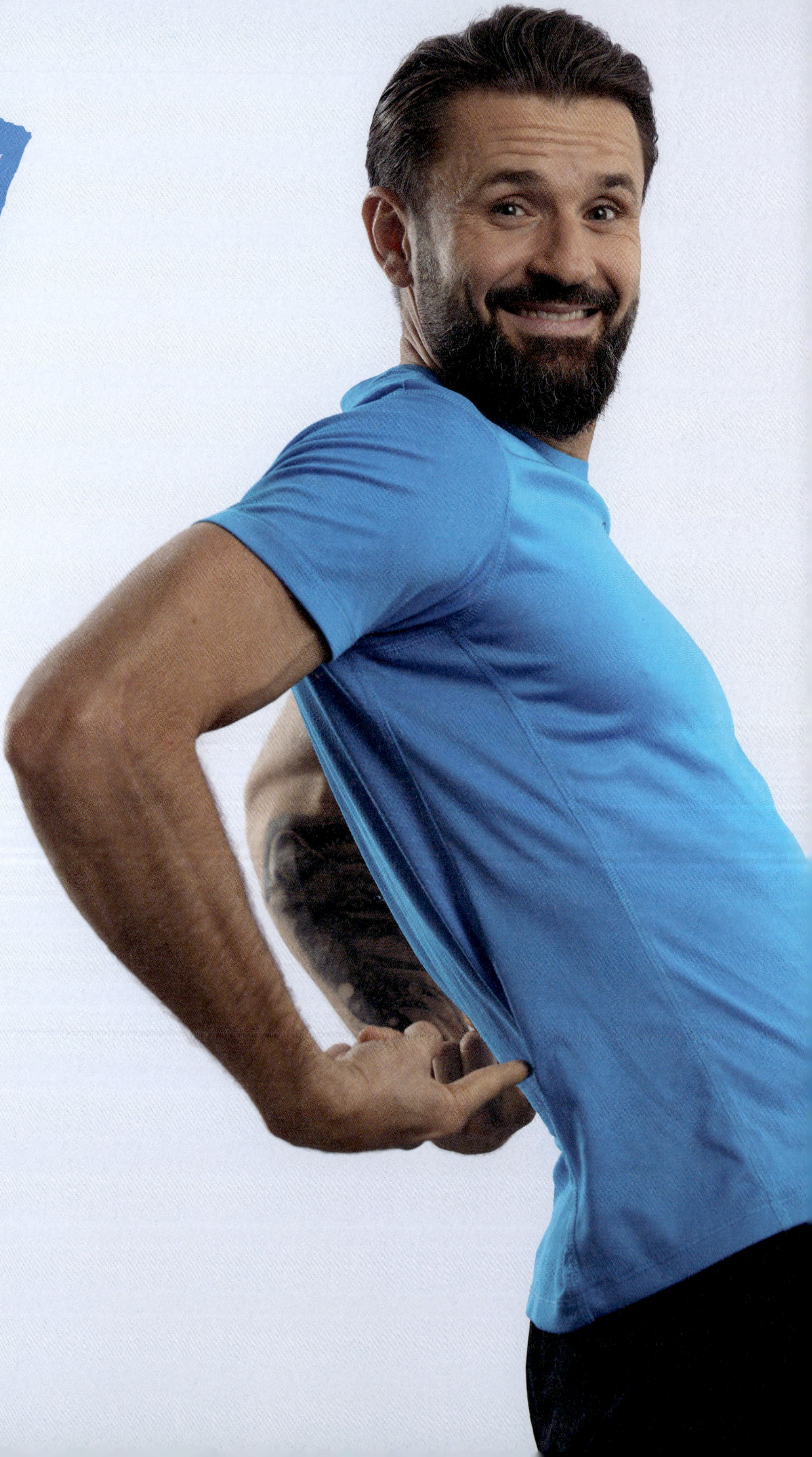

Der Rücken schmerzt

Rückenschmerzen gehören zu den häufigsten Beschwerden, mit denen Menschen weltweit zu kämpfen haben. Doch was bedeuten diese Schmerzen eigentlich? Die Ursachen von Rückenschmerzen sind so vielfältig wie die Symptome selbst: von einer schlechten Haltung über Bewegungsmangel bis hin zu psychischem Stress.

In diesem Kapitel tauchen wir tiefer in die Anatomie des Rückens ein, um dir die Strukturen näherzubringen, die hinter den Bewegungen stecken, die du jeden Tag ausführst.

Aufbau des Rückens

Der Rücken ist ein faszinierender und komplexer Teil des menschlichen Körpers, der in vielerlei Hinsicht von zentraler Bedeutung für unser Wohlbefinden ist. Er spielt eine wesentliche Rolle in fast jeder unserer täglichen Bewegungen, sei es beim Stehen, Sitzen, Gehen oder Heben von Gegenständen. Ein gesunder Rücken ist entscheidend für eine gute Lebensqualität, da er sowohl Stabilität als auch Beweglichkeit ermöglicht. Um die Anatomie des Rückens vollständig zu verstehen, ist es wichtig, die verschiedenen Strukturen, aus denen er besteht, genau zu betrachten: die Wirbelsäule, die Rückenmuskulatur, die Nerven und die Bänder.

DIE WIRBELSÄULE

Die Wirbelsäule bildet das zentrale Stützsystem des Rückens und ist ein Meisterwerk der Natur. Sie besteht aus 33 einzelnen Wirbeln, die durch flexible Bandscheiben miteinander verbunden sind. Diese Bandscheiben wirken wie Stoßdämpfer, die uns ermöglichen, uns zu bücken, zu drehen und zu bewegen, ohne dass die Wirbel aneinander reiben. Dank dieser Struktur bleibt die Wirbelsäule flexibel und doch stabil.

Die Wirbelsäule ist in fünf Abschnitte unterteilt, die jeweils spezifische Funktionen haben:

- **Halswirbelsäule (zervikale Wirbelsäule):** Dieser oberste Abschnitt der Wirbelsäule besteht aus sieben Wirbeln, den Halswirbeln (*Vertebrae cervicales*). Die Halswirbelsäule trägt den Kopf und ermöglicht dessen Beweglichkeit in verschiedene Richtungen, was für Aktivitäten wie Schauen, Nicken und Drehen des Kopfes entscheidend ist.
- **Brustwirbelsäule (thorakale Wirbelsäule):** Die Brustwirbelsäule besteht aus zwölf Wirbeln, den Brustwirbeln (*Vertebrae thoracicae*), an denen die Rippen befestigt sind. Dieser Abschnitt gibt dem Brustkorb seine

Form und schützt die inneren Organe wie Herz und Lunge. Die Brustwirbelsäule ist weniger beweglich als die Halswirbelsäule, bietet dafür aber eine wichtige Stabilität.

- **Lendenwirbelsäule (lumbale Wirbelsäule):** Die Lendenwirbelsäule umfasst fünf größere und kräftigere Wirbel, die Lendenwirbel (*Vertebrae lumbales*), die die Hauptlast des Oberkörpers tragen. Dieser Abschnitt ist besonders wichtig für Bewegungen wie Beugen, Strecken und Dre-

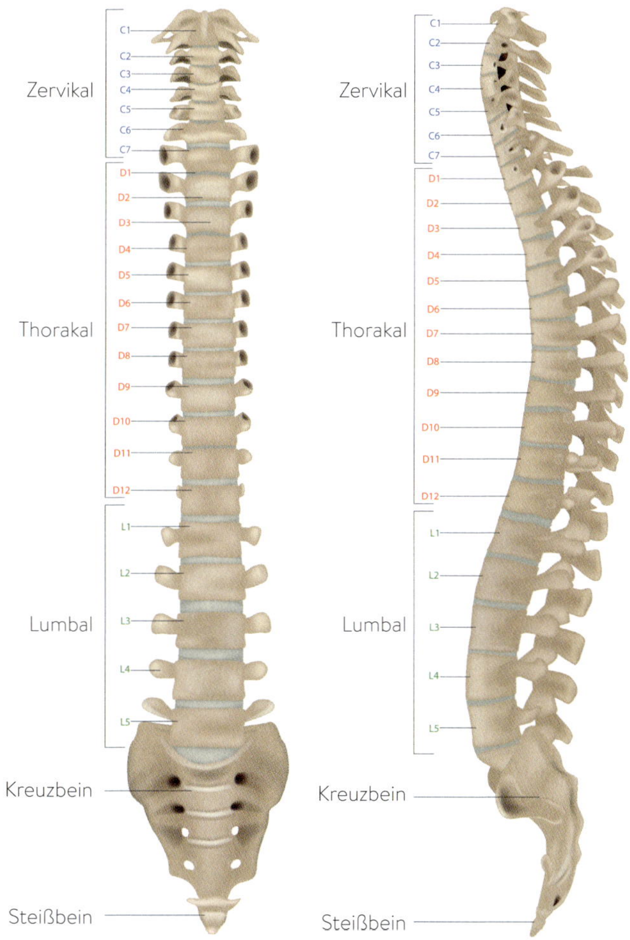

Aufbau der Wirbelsäule

hen des Oberkörpers. Aufgrund der hohen Belastung ist die Lendenwirbelsäule jedoch auch anfällig für Schmerzen und Verletzungen.

- **Kreuzbein (sakrale Wirbelsäule):** Das Kreuzbein (*Os sacrum*) besteht aus fünf zusammengewachsenen Wirbeln, den Kreuzbeinwirbeln (*Sakralwirbeln*), die eine solide Basis für die Wirbelsäule bilden. Es verbindet die Wirbelsäule mit den Beckenknochen und spielt eine Schlüsselrolle bei der Übertragung des Körpergewichts auf die Beine.
- **Steißbein (*Os coccygis*):** Das Steißbein ist das Endstück der Wirbelsäule und besteht aus vier kleinen, verschmolzenen Wirbeln, den Steißbeinwirbeln (*Vertebrae coccygeae*). Das Steißbein gilt als Überbleibsel der Schwanzwirbelsäule der Wirbeltiere, die sich bei der menschlichen Evolution zurückgebildet hat.

DIE RÜCKENMUSKULATUR

Die Muskulatur des Rückens ist entscheidend für die Stabilität und Beweglichkeit des gesamten Körpers. Ohne die Rückenmuskulatur wäre es unmöglich, alltägliche Bewegungen wie das Aufstehen, Gehen oder Heben zu bewerkstelligen. Die Rückenmuskulatur lässt sich in zwei Hauptgruppen unterteilen: die oberflächlichen und die tiefen Muskeln.

- **Oberflächliche Muskeln:** Diese Muskeln befinden sich nahe der Hautoberfläche und sind hauptsächlich für die groben, sichtbaren Bewegungen zuständig. Zu den wichtigsten oberflächlichen Muskeln gehören der Trapezmuskel (*Musculus trapezius*), der große Rückenmuskel (*Musculus latissimus dorsi*) und der große Rückenstrecker (*Musculus erector spinae*). Der Trapezmuskel erstreckt sich von der Schädelbasis bis zu den Schulterblättern und ist für die Bewegung und Stabilisierung der Schulterblätter verantwortlich. Der *Musculus latissimus dorsi*, der größte Muskel des Rückens, ist entscheidend für die Bewegung der Arme nach hinten und zur Seite. Der Rückenstrecker verläuft entlang der gesamten Wirbelsäule und sorgt für die Aufrichtung des Rückens.

- **Tiefe Muskeln:** Diese tiefer gelegenen Muskeln liegen näher an der Wirbelsäule und sind für die feinen, stabilisierenden Bewegungen des Rückens verantwortlich. Sie unterstützen die Wirbel und helfen dabei, die Wirbelsäule in ihrer natürlichen Position zu halten. Zu diesen Muskeln gehören die Skelettmuskeln der Rückenmuskulatur (*Musculi multifidi*), die kurzen Rückenmuskeln und die Rotatoren. Diese kleinen, aber kräftigen Muskeln spielen eine wesentliche Rolle bei der Ausrichtung der Wirbelsäule und sorgen dafür, dass sie stabil bleibt, selbst bei komplexen Bewegungen.

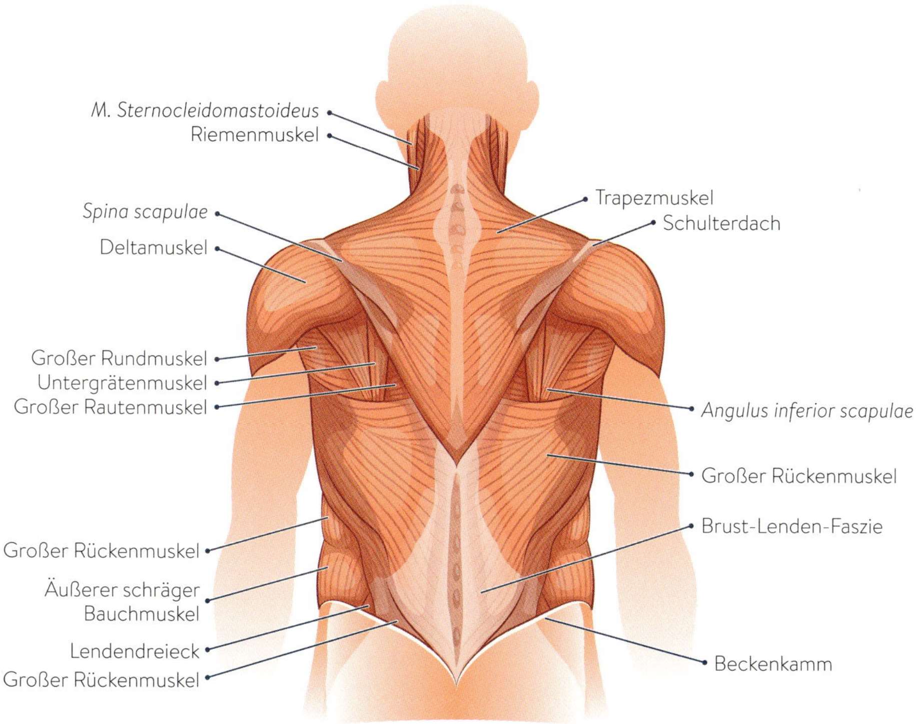

Die Rückenmuskulatur

DIE NERVEN UND BÄNDER DES RÜCKENS

Die Nerven des Rückens entspringen dem Rückenmark, das durch die Wirbelsäule verläuft. Diese Nervenstränge sind für die Kommunikation zwischen dem Gehirn und den verschiedenen Teilen des Körpers verantwortlich. Sie steuern nicht nur die Bewegung der Muskeln, sondern auch die Empfindungen, die wir in unserem Körper wahrnehmen. Die Bandscheiben und Wirbel sind so angeordnet, dass das Rückenmark gut geschützt ist, doch Verletzungen oder Abnutzungen können zu Schmerzen und Einschränkungen führen.

Die Bänder des Rückens sind robuste Bindegewebsstrukturen, die die Wirbel miteinander verbinden und zusätzliche Stabilität bieten. Sie verhindern, dass sich die Wirbel zu stark bewegen oder aus ihrer Position geraten, was das Rückenmark und die Nerven schützen soll. Bänder wie das vordere und hintere Längsband verlaufen entlang der Wirbelsäule und tragen wesentlich zur Aufrechterhaltung der Struktur bei.

Fazit

Der Rücken ist ein komplexes System, das aus einer beeindruckenden Kombination von Knochen, Bandscheiben, Muskeln, Nerven und Bändern besteht. Dieses System ermöglicht es uns, aufrecht zu stehen, uns zu bewegen und das Leben in seiner ganzen Fülle zu erleben. Ein tieferes Verständnis der Anatomie des Rückens ist nicht nur für Fachleute von Bedeutung, sondern kann auch dir helfen, die Bedeutung der Rückengesundheit zu erkennen. Durch Wissen und Vorsorge können wir Rückenschmerzen vermeiden und ein aktives, gesundes Leben führen. Im nächsten Abschnitt werden wir über die unterschiedlichen Auslöser von Rückenschmerzen sprechen und ich werde dir erklären, welche große Rolle Stress bei unserer Rückengesundheit spielt.

Auslöser von Rückenschmerzen

Hast du dich jemals gefragt, warum so viele Menschen – vielleicht sogar du selbst – unter Rückenschmerzen leiden? Oft schenken wir diesem Thema kaum Aufmerksamkeit, bis der Schmerz plötzlich da ist und uns im Alltag einschränkt. Doch die Ursachen für Rückenschmerzen sind vielfältig und die Zahl der Betroffenen wächst stetig. Wusstest du, dass mittlerweile über 50 Prozent der deutschen Bevölkerung regelmäßig unter Rückenbeschwerden leiden?

Wie du im vorherigen Abschnitt erfahren hast, ist der Rücken ein äußerst komplexes System aus Muskeln, Gelenken, Bändern, Nerven und Knochen. Bereits eine kleine Fehlfunktion in diesem Zusammenspiel kann Beschwerden verursachen. Zudem gibt es zahlreiche Auslöser, die Rückenschmerzen begünstigen. Zu den häufigsten gehören:

- Sitzen
- Fehlhaltungen
- Einseitige Bewegung
- Bewegungsmangel
- Fehlbelastung oder falsche Belastung
- Stress

Auf den nächsten Seiten werden wir uns diese Auslöser genauer ansehen und verstehen, wie sie deinen Rücken beeinflussen.

SITZEN

In unserer modernen Welt verbringen viele Menschen einen Großteil ihres Tages sitzend – sei es im Büro, im Auto oder zu Hause auf der Couch. Was auf den ersten Blick bequem und entspannt wirken mag, kann erhebliche negative Auswirkungen auf den Rücken haben. Langfristiges und häufiges Sitzen ist einer der Hauptauslöser für Rückenschmerzen und führt oft zu weiteren gesundheitlichen Problemen.

Wenn wir lange sitzen, wird die Rückenmuskulatur in eine unnatürliche Position gezwungen. Der menschliche Körper ist jedoch für Bewegung gemacht, nicht für das Verharren in statischen Haltungen, wie eben dem Sitzen. Diese mangelnde Abwechslung belastet die Muskulatur einseitig und führt dazu, dass einige Muskelgruppen überfordert werden, während andere sich abbauen. Die Folgen sind:

- **Verkürzung und Verspannung der Muskeln:** Langes Sitzen hält die Hüftbeuger und die Muskulatur im unteren Rücken in einer verkürzten Position. Diese Verkürzung kann zu Steifheit, Verspannungen und Schmerzen im unteren Rücken führen. Gleichzeitig werden wichtige Muskeln wie der Rückenstrecker unterfordert und geschwächt.
- **Ungleichmäßige Belastung der Wirbelsäule:** Beim Sitzen wird die natürliche S-Kurve der Wirbelsäule häufig abgeflacht oder in eine ungesunde Haltung gezwungen, besonders wenn wir mit einem runden Rücken sitzen. Dies führt zu einer ungleichmäßigen Belastung der Bandscheiben, was das Risiko von Bandscheibenvorfällen und chronischen Rückenschmerzen erhöht.
- **Verringerte Durchblutung und Sauerstoffversorgung:** Die statische Haltung beim Sitzen reduziert die Durchblutung der Muskeln. Dadurch wird die Sauerstoffversorgung verringert, was zu schnellerer Ermüdung und Schmerzen führt. Gleichzeitig sammeln sich Stoffwechselabfälle in den Muskeln an, was Entzündungen und Beschwerden verstärken kann.

- **Abnahme der Muskelkraft und -ausdauer:** Beim Sitzen wird die Rückenmuskulatur kaum beansprucht. Das führt dazu, dass sie an Kraft und Ausdauer verliert. Mit der Zeit wird der Rücken instabiler, was das Risiko von Verletzungen und chronischen Schmerzen erhöht.

Wenn langes Sitzen eine tägliche Gewohnheit ist, die über Jahre hinweg anhält, hat das oft gravierende Folgen. Die geschwächte Muskulatur kann die Wirbelsäule nicht mehr ausreichend stützen, was zu Fehlhaltungen und dauerhaften Schäden an den Bandscheiben führen kann. Darüber hinaus wirkt sich langes Sitzen negativ auf die Beweglichkeit des gesamten Körpers aus. Verkürzte Hüften und ein steifer unterer Rücken belasten andere Gelenke wie Knie oder Schultern, was langfristig zu weiteren Problemen führen kann.

Vielleicht hast du den Satz »Sitzen ist das neue Rauchen« schon einmal gehört. Und tatsächlich – langes Sitzen ist nicht nur schlecht für die Rückengesundheit, sondern schadet dem gesamten Körper. Doch in vielen Fällen ist nicht nur das Sitzen das Problem, sondern vor allem der Mangel an Aktivität, die es ausgleicht. Mit anderen Worten: Du bist die Lösung für deine aktuelle Situation!

Wenn du jetzt nicht aktiv wirst, um etwas zu ändern, könnten deine Verspannungen und Schmerzen mit der Zeit chronisch werden. Im schlimmsten Fall könnte eine Operation nötig werden. Deshalb ist es wichtig, dass du sofort in die Umsetzung kommst!

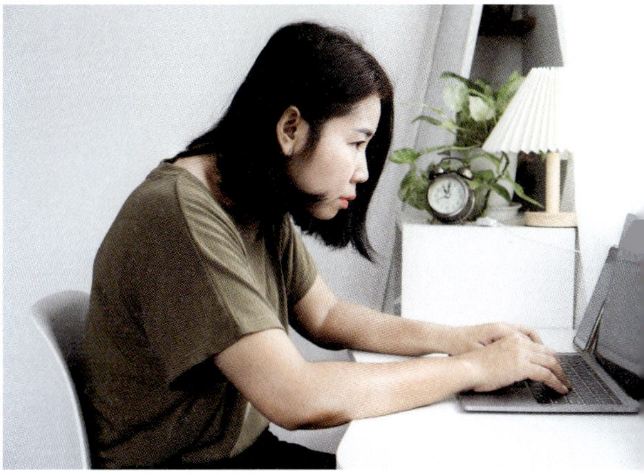

Zu langes und häufiges Sitzen belastet den Rücken.

Neben den Übungen, die ich dir in diesem Buch an die Hand gebe, kannst du schon heute damit beginnen, die negativen Auswirkungen des Sitzens zu reduzieren. Hier sind ein paar einfache Tipps:

- Stehe regelmäßig auf und bewege dich.
- Mache kleine Pausen, in denen du dich streckst oder ein paar Schritte gehst.
- Achte bewusst auf eine gute Sitzhaltung.

Kleine Veränderungen im Alltag können große Unterschiede machen und helfen dir, Rückenschmerzen vorzubeugen. Fange jetzt an!

FEHLHALTUNGEN

Unser Körper ist für Bewegung gemacht und eine gute Haltung ist entscheidend für die Gesundheit unseres Rückens. Doch im modernen Alltag schleichen sich häufig Fehlhaltungen ein, die langfristig erhebliche Rückenprobleme verursachen können. Aber was genau sind Fehlhaltungen und warum führen sie zu Rückenschmerzen?

Fehlhaltungen entstehen, wenn der Körper über längere Zeit in einer unnatürlichen, anatomisch falschen Position gehalten wird. Sie können im Sitzen, Stehen oder sogar bei der Bewegung auftreten. Zu den häufigsten Fehlhaltungen gehören:

- **Rundrücken (*Kyphose*):** Der obere Rücken krümmt sich übermäßig nach vorne, häufig verursacht durch langes Sitzen vor Computern oder Smartphones.
- **Hohlkreuz (*Hyperlordose*):** Der untere Rücken ist übermäßig nach innen gebogen, oft ausgelöst durch schwache Bauchmuskeln, Übergewicht oder schlechte Sitzgewohnheiten.

- **Schiefhaltung des Beckens:** Ein ungleichmäßiges Becken, bei dem eine Hüfte höher steht als die andere, verzieht die Wirbelsäule und kann mit der Zeit zu einer *Skoliose* führen (seitliche Verkrümmung der Wirbelsäule).
- **Kopfvorhaltung:** Der Kopf wird nach vorne geschoben, anstatt gerade über den Schultern zu sitzen. Diese Haltung ist besonders bei Menschen verbreitet, die viel Zeit am Schreibtisch verbringen.

Doch warum verursachen Fehlhaltungen Rückenschmerzen? Fehlhaltungen belasten den Rücken auf unnatürliche Weise und führen zu Verspannungen, Muskelschwächen und Überlastungen. Dies sind die Hauptgründe:

- **Ungleichmäßige Belastung der Wirbelsäule:** Wenn der Rücken in einer unnatürlichen Position gehalten wird, verteilt sich das Körpergewicht nicht gleichmäßig. Das führt dazu, dass bestimmte Bereiche der Wirbelsäule und der umliegenden Muskulatur überlastet werden, was Schmerzen und Verspannungen verursacht.

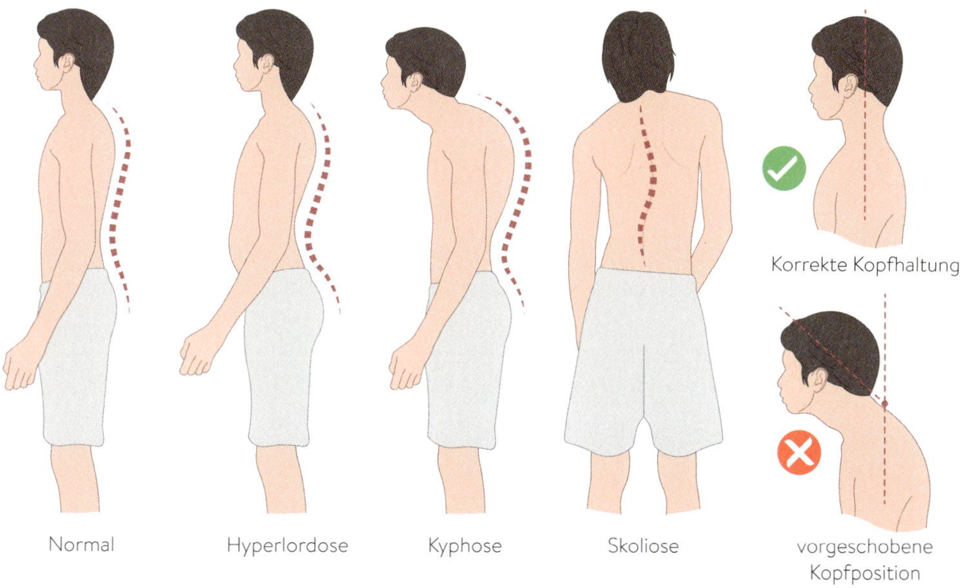

Fehlhaltungen der Wirbelsäule

- **Muskuläre Dysbalancen:** Fehlhaltungen fördern muskuläre Ungleichgewichte. Während einige Muskelgruppen überbeansprucht werden, verkümmern andere. Diese Dysbalancen destabilisieren die Wirbelsäule und erhöhen das Risiko für Verletzungen und chronische Beschwerden.
- **Druck auf die Bandscheiben:** Fehlhaltungen wie das Hohlkreuz oder der Rundrücken erhöhen den Druck auf die Bandscheiben, die zwischen den Wirbeln liegen. Das kann dazu führen, dass sich Bandscheiben verschieben oder degenerieren – ein häufiger Grund für Rückenschmerzen.
- **Nervenreizungen:** Eine schlechte Haltung kann Nerven einklemmen oder reizen. Dies äußert sich nicht nur durch Schmerzen, sondern oft auch durch Symptome wie Taubheit oder Kribbeln.

Das Bewusstsein für die eigene Körperhaltung ist der erste Schritt, um Fehlhaltungen zu vermeiden und Rückenschmerzen vorzubeugen. Die Übungen in diesem Buch helfen dir dabei, einen Ausgleich zu schaffen und deine Haltung zu verbessern. Durch regelmäßiges Training kannst du nicht nur Fehlhaltungen korrigieren, sondern auch langfristig für einen gesunden Rücken sorgen.

EINSEITIGE BEWEGUNG

Einseitige Bewegungen treten auf, wenn immer wieder dieselben Muskelgruppen und Gelenke beansprucht werden, während andere vernachlässigt bleiben. Auf Dauer können solche Bewegungen zu muskulären Ungleichgewichten, Verspannungen und schließlich zu Rückenschmerzen führen. Vielleicht erkennst du dich in einem der folgenden Beispiele wieder:

- **Telefonieren ohne Freisprecheinrichtung:** Beim längeren Telefonieren wird das Telefon oft zwischen Schulter und Ohr eingeklemmt. Dies belastet eine Seite der Nacken- und Schultermuskulatur übermäßig. Die

Folge: Verspannungen im Nackenbereich, die nicht nur Schmerzen, sondern auch Kopfschmerzen verursachen können.
- **Tragen einer Tasche auf einer Schulter:** Eine schwere Tasche oder ein Rucksack, die immer nur auf einer Schulter getragen werden, belasten die Muskulatur einseitig. Die andere Seite versucht auszugleichen, was zu einer ungleichmäßigen Belastung der Wirbelsäule führt. Langfristig können Fehlhaltungen und chronische Rückenschmerzen die Folge sein.
- **Einseitige Bewegungen am Schreibtisch oder bei der Arbeit:** Beim Arbeiten mit der Maus, Schreiben oder Bedienen von Maschinen wird häufig eine Seite des Körpers stärker beansprucht. Diese einseitigen Bewegungen und Haltungen belasten die Wirbelsäule ungleichmäßig und können muskuläre Dysbalancen sowie Schmerzen im unteren Rücken verursachen.

Einseitige Bewegungen führen häufig zu Rückenschmerzen, da sie muskuläre Dysbalancen fördern, bei denen bestimmte Muskelgruppen überbeansprucht werden, während andere verkümmern. Diese Ungleichgewichte destabilisieren die Wirbelsäule und erhöhen das Risiko für:

- Fehlhaltungen,
- Bandscheibenprobleme und
- chronische Rückenschmerzen.

BEWEGUNGSMANGEL

Bewegungsmangel ist eines der größten Gesundheitsprobleme unserer Zeit. Für mich ist er neben Stress der wichtigste Faktor, wenn es um Rückenschmerzen oder allgemeine körperliche Beschwerden geht. Viele Menschen verbringen den Großteil ihres Tages sitzend – sei es am Schreibtisch, im Auto oder auf dem Sofa. Dieser Mangel an Bewegung hat tiefgreifende Auswirkungen auf die Gesundheit unseres Rückens.

Unser Körper ist für Bewegung gemacht. Muskeln, Gelenke und Knochen bleiben nur durch regelmäßige Aktivität stark und gesund. Wenn wir uns jedoch zu wenig bewegen, verliert die Muskulatur an Kraft und Flexibilität. Besonders betroffen ist die Rumpfmuskulatur, die eine zentrale Rolle bei der Stabilisierung der Wirbelsäule spielt. Nicht ohne Grund sage ich immer wieder: »Der Rumpf ist Trumpf!« Wenn diese Muskeln schwächer werden, kann die Wirbelsäule nicht mehr ausreichend gestützt werden – Fehlhaltungen, Verspannungen und Schmerzen sind die Folge. Was Bewegungsmangel in deinem Körper zudem auslösen kann, ist Folgendes:

- **Negative Auswirkungen auf die Bandscheiben:** Auch die Bandscheiben leiden unter Bewegungsmangel. Diese elastischen »Stoßdämpfer« zwischen den Wirbeln benötigen regelmäßige Bewegung, um optimal mit Nährstoffen versorgt zu werden. Durch Bewegung werden sie abwechselnd zusammengedrückt und entlastet, was die Aufnahme von Flüssigkeit und Nährstoffen ermöglicht. Ohne diese Bewegung verlieren die Bandscheiben an Elastizität, schrumpfen und werden anfälliger für Schäden wie Bandscheibenvorfälle.
- **Belastung der Gelenke:** Bewegungsmangel hat auch negative Auswirkungen auf die Gelenke. Ohne regelmäßige Bewegung wird die Gelenkschmiere nicht ausreichend verteilt, was die Beweglichkeit der Gelenke einschränkt. Dadurch erhöht sich das Risiko für Verschleißerscheinungen und Entzündungen. Das Ergebnis sind oft steife und schmerzende Gelenke, die die Bewegungsfreiheit weiter einschränken und so einen Teufelskreis aus Schmerz und Inaktivität in Gang setzen.
- **Chronische Rückenschmerzen durch Bewegungsmangel:** Ein dauerhaftes Defizit an Bewegung führt oft zu chronischen Rückenschmerzen. Wenn der Rücken nicht regelmäßig durch Bewegung gefordert wird, verliert er an Widerstandskraft und Stabilität. Schon kleine Belastungen können dann Schmerzen auslösen, die sich mit der Zeit verstärken und schließlich chronisch werden können.

Bewegung ist essenziell für einen gesunden Rücken und einen starken Körper. Im Praxisteil dieses Buchs zeige ich dir, wie du mit gezielten Übungen und regelmäßiger Aktivität Bewegungsmangel entgegenwirken kannst. Dein Körper wird es dir danken!

FEHLBELASTUNG ODER FALSCHE BELASTUNG

Eine der häufigsten Ursachen für Rückenschmerzen ist die Fehlbelastung oder falsche Belastung des Rückens. Dieser Begriff beschreibt Situationen, in denen der Rücken durch unsachgemäße Bewegungen, zu schwere Lasten oder falsche Techniken übermäßig oder ungleichmäßig beansprucht wird. Doch wie genau entsteht eine Fehlbelastung und warum führt sie so häufig zu Rückenschmerzen?

Fehlbelastungen treten auf, wenn der Rücken oder bestimmte Muskelgruppen auf eine Weise genutzt werden, für die sie nicht ausgelegt sind. Das kann bei einem einmaligen Ereignis passieren, wie dem Heben eines schweren Gegenstands mit falscher Technik, oder bei wiederholten Belastungen, wie dem regelmäßigen Tragen von Lasten auf einer Seite. Solche Belastungen können langfristig zu Verspannungen, Schmerzen und sogar strukturellen Schäden führen. Deshalb ist es entscheidend, den Rücken durch Bewegung, gezielte Kräftigung und Stabilisierung zu schützen.

Typische Beispiele für Fehlbelastungen:

- **Falsches Heben:** Beim Heben schwerer Gegenstände mit geradem Rücken und ohne Beugung der Knie wird die Lendenwirbelsäule stark belastet. Das Risiko für akute Rückenschmerzen oder sogar Bandscheibenvorfälle steigt erheblich.

- **Dauerhafte Fehlhaltungen:** Längeres Arbeiten in gebückter oder verdrehter Haltung führt zu einer ungleichmäßigen Belastung der Wirbelsäule. Über die Zeit können sich daraus muskuläre Verspannungen, Gelenkverschleiß und chronische Schmerzen entwickeln.
- **Überlastung durch Sport:** Einseitige oder übermäßige Belastungen beim Sport – wie intensives Gewichtheben ohne ausreichend trainierte Stützmuskulatur – überfordern den Rücken. Wenn du beispielsweise fünfmal pro Woche Kreuzheben trainierst, aber deine Beine und Bauchmuskeln vernachlässigst und keine Mobilisationsübungen machst, wird dein Rücken zwangsläufig überbelastet.

Warum Fehlbelastungen zu Rückenschmerzen führen, lässt sich ganz einfach erklären. Fehlbelastungen setzen den Rücken und die umliegenden Strukturen unter unnatürlich hohen Druck. Die Folgen:

- Mikroverletzungen in Muskeln, Bändern und Bandscheiben, die zunächst zu Verspannungen und später zu anhaltenden Schmerzen führen.
- Überforderung der Regenerationsfähigkeit des Rückens durch wiederholte Fehlbelastungen. Das erhöht das Risiko für chronische Schädigungen wie Bandscheibenvorfälle oder Arthrose.

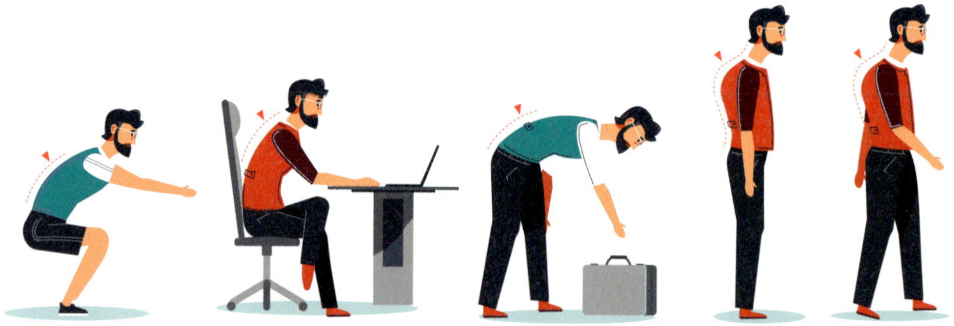

Beispiele von Fehlbelastungen

STRESS

Stress ist meiner Meinung nach einer der am meisten unterschätzten Faktoren in unserem Leben und gleichzeitig einer der wichtigsten Auslöser für körperliche Beschwerden. Aus meiner eigenen Erfahrung und aus der Zusammenarbeit mit 95 Prozent meiner Coaching-Teilnehmer weiß ich, dass psychosomatische Belastungen sich fast immer auf physischer Ebene äußern, beispielsweise in Form von Rückenschmerzen. Deshalb möchte ich einen Moment innehalten und gemeinsam mit dir betrachten, was Stress eigentlich ist und wie wir besser mit ihm umgehen können.

Was genau ist Stress?

Mal ehrlich, warst du schon einmal in deinem Leben gestresst? Natürlich warst du das – jeder Mensch hat schon einmal eine stressige Phase erlebt. Manche von uns haben gelernt, damit umzugehen, weil sie verstanden haben, wo Stress entsteht und wie man ihn bewältigen kann. Doch die meisten Menschen wissen nicht, wie sie stressige Situationen entschärfen, entspannt bleiben und gleichzeitig ihrer Gesundheit etwas Gutes tun können. Deshalb ist es mir wichtig, dir in diesem Kapitel Werkzeuge an die Hand zu geben, mit denen du Stress nicht nur besser verstehst, sondern auch lernst, ihm effektiv entgegenzuwirken.

Wo entsteht Stress?

Zunächst einmal musst du wissen: **Stress entsteht niemals extern. Stress ist immer intern.** Es sind äußere Faktoren, die einen negativen Einfluss auf unsere innere Welt haben. Und weil wir nicht gelernt haben, mit diesen äußeren Einflüssen umzugehen, lassen wir sie in unser Inneres eindringen. Das Ergebnis: Wir fühlen uns gestresst – ob kurzfristig oder dauerhaft.

Ich möchte dir einen kleinen Trick verraten, der mir geholfen hat, besser mit stressigen Situationen umzugehen: Für mich ist Stress mittlerweile nur ein Wort. Ja, wirklich – nur ein Wort. Und was würde passieren, wenn ich dieses Wort einfach durch ein anderes ersetze? Zum Beispiel durch das Wort »Herausforderung«.

Wenn ich also einen stressigen Tag habe oder hatte, sage ich mir: »Heute war ein herausfordernder Tag.« Klingt das nicht gleich ganz anders? Es sind nämlich unsere Gedanken, die uns stressen, durcheinanderbringen oder emotional belasten – nicht die Situation selbst. Natürlich können herausfordernde Situationen anstrengend sein. Aber sie bieten uns auch die Möglichkeit, zu wachsen, zu lernen und besser zu werden.

Natürlich verläuft das Leben nicht immer reibungslos. Es wird auch in Zukunft Komplikationen und unangenehme Ereignisse geben. Doch je schneller du diese Tatsache akzeptierst und beginnst, aktiv darauf zu reagieren, desto besser wirst du mit solchen Herausforderungen umgehen können.

Fazit

Merke dir: Das Leben passiert für dich, nicht gegen dich. Es geht nie um die Situation selbst, sondern darum, wie du mit ihr umgehst. Du hast die Wahl, ob du dich von äußeren Faktoren aus der Ruhe bringen lässt oder ob du bewusst gegensteuerst.

Wenn du in der Zukunft weniger gestresst sein möchtest, solltest du dir ab heute eine wichtige Gewohnheit aneignen: Nimm deine Gedanken bewusst wahr. Besonders in Momenten, in denen äußere Faktoren »stressig« werden und dich aus deiner inneren Balance bringen wollen, kannst du üben, ruhig zu bleiben und die Situation anders zu bewerten.

Warum Stress deine Gesundheit beeinflusst

Wenn du lernst, Stress zu reduzieren, wird sich das nicht nur positiv auf deinen Geist, sondern auch auf deinen Körper auswirken. Chronischer Stress ist ein wesentlicher Faktor für Entzündungen und körperliche Beschwerden – einschließlich Rückenschmerzen. Warum das so ist, erfährst du im nächsten Abschnitt.

Wie Stress deinen Körper beeinflusst

Stress ist in unserer hektischen Welt allgegenwärtig und beeinflusst viele Aspekte unserer Gesundheit – auch die des Rückens. Ursprünglich war Stress eine lebenswichtige Reaktion des Körpers, die es unseren Vorfahren ermöglichte, in gefährlichen Situationen schnell zu reagieren, sei es durch Kampf oder Flucht. Diese Reaktion wird durch die Ausschüttung von Stresshormonen wie Adrenalin und Cortisol ausgelöst, die den Körper in Alarmbereitschaft versetzen.

Cortisol, eines der Hauptstresshormone, spielt dabei eine zentrale Rolle. In kurzfristigen Stresssituationen hilft es, Energie zu mobilisieren, Entzündungen zu hemmen und das Immunsystem zu regulieren. Diese Effekte sind bei akuten Herausforderungen überlebenswichtig. Doch in der heutigen Zeit erleben wir häufig chronischen Stress, der nicht mehr durch akute Gefahren, sondern durch alltägliche Belastungen wie Arbeitsdruck, finanzielle Sorgen oder zwischenmenschliche Konflikte verursacht wird. Bei chronischem Stress bleibt der Cortisolspiegel dauerhaft erhöht – mit erheblichen negativen Auswirkungen auf Körper und Rücken.

Dabei beeinflusst chronischer Stress den Rücken auf verschiedene Weise:

- **Erhöhte Muskelspannung:** Als Teil der »Kampf-oder-Flucht«-Reaktion führt Cortisol zu einer erhöhten Muskelspannung. Bei chronischem Stress bleiben die Muskeln insbesondere im Nacken- und Rückenbereich dauerhaft angespannt. Diese ständige Anspannung kann zu schmerzhaften Muskelverspannungen und -verhärtungen führen.
- **Reduzierte Schmerzschwelle:** Ein anhaltend hoher Cortisolspiegel sensibilisiert das Nervensystem und senkt die Schmerzschwelle. Dadurch werden Schmerzen intensiver wahrgenommen. Selbst kleinere Muskelverspannungen oder leichte Fehlbelastungen können als übermäßig schmerzhaft empfunden werden.
- **Beeinträchtigte Regeneration und Heilung:** Cortisol hemmt die Produktion von Kollagen, einem wichtigen Protein für die Reparatur von Gewebe wie Bandscheiben und Muskulatur. Dies beeinträchtigt die Fähigkeit des Körpers, sich von alltäglichen Belastungen und Mikroverletzungen zu erholen, was das Risiko für chronische Rückenschmerzen erhöht.
- **Langfristige Förderung von Entzündungen:** Während Cortisol kurzfristig entzündungshemmend wirkt, kann ein chronisch erhöhter Cortisolspiegel paradoxerweise Entzündungen fördern. Dies kann zu dauerhaften Entzündungen im Rückenbereich führen, die Bandscheiben und Gelenke schädigen und anhaltende Schmerzen verursachen.
- **Beeinträchtigter Schlaf:** Cortisol stört den Schlaf-Wach-Rhythmus. Chronisch erhöhte Werte können Schlafprobleme verursachen, was die nächtliche Regeneration des Körpers beeinträchtigt. Ohne ausreichend erholsamen Schlaf können sich Muskeln und Bindegewebe nicht vollständig regenerieren, was das Risiko für Rückenschmerzen zusätzlich erhöht.

Fazit

Cortisol ist ein wichtiges Stresshormon, dessen chronische Überproduktion eine Vielzahl von Problemen verursachen kann, die Rückenschmerzen verschlimmern oder sogar auslösen. Das Verständnis dieser Mechanismen ist der erste Schritt, um aktiv Maßnahmen zur Stressbewältigung zu ergreifen.

Du kannst deinen Cortisolspiegel senken und damit die Gesundheit deines Rückens fördern, indem du Entspannungstechniken wie Meditation oder Atemübungen praktizierst, regelmäßige Bewegung in deinen Alltag integrierst, eine gesunde Schlafhygiene pflegst und deine Gedanken kontrollierst, um äußere Stressfaktoren weniger Einfluss auf deine innere Balance nehmen zu lassen. Dein Rücken wird es dir danken, wenn du diese Ansätze zu einem Teil deines Alltags machst.

Unterschiedliche Beschwerdebilder

Rückenschmerzen sind eine weit verbreitete Beschwerde, die fast jeder Mensch irgendwann in seinem Leben erlebt. Doch nicht alle Rückenschmerzen sind gleich. Es gibt erhebliche Unterschiede zwischen akuten und chronischen Rückenschmerzen, die sich nicht nur in ihrer Dauer, sondern auch in ihren Ursachen und der Art der Behandlung unterscheiden. Doch wie genau unterscheiden sich diese Beschwerdebilder und woran erkennt man sie?

Aus der Praxis

Ein wunderbares Beispiel dafür, wie man seine Rückenschmerzen in den Griff bekommen kann, ist Peter. Er schrieb mir zu Jahresbeginn eine Nachricht, die mich sehr berührt hat. Peter erzählte, dass er sich vor einem Jahr gewünscht hatte, endlich schmerzfrei zu sein. Seit Langem litt er unter chronischen, ausstrahlenden Schmerzen im Bereich der Brustwirbelsäule. Zahlreiche Arztbesuche und seine Sorge, dass vielleicht etwas Ernstes übersehen wurde, begleiteten ihn. Doch nichts schien wirklich zu helfen – bis er mich zufällig auf Instagram entdeckte.

Er begann im September mit meinem Rückenprogramm und war schon nach kurzer Zeit nahezu schmerzfrei. Seine Haltung verbesserte sich ebenfalls deutlich. Besonders eindrucksvoll fand ich seine Schilderung, wie schnell er seine Schmerzen nach einer Krankheitsphase wieder in den Griff bekommen konnte, indem er einfach konsequent die Übungen aus meinem Programm gemacht hat.

Peter dachte zuvor, dass er sich mit Anfang 30 einfach mit chronischen Schmerzen abfinden müsse. Doch heute weiß er: Schmerzfreiheit ist möglich – mit den richtigen Übungen und etwas Geduld.

Für mich sind solche Rückmeldungen unglaublich wertvoll und bestärken mich darin, mein Wissen zu teilen und Menschen zu helfen, ein aktives, beschwerdefreies Leben zu führen.

AKUTE SCHMERZEN

Akute Rückenschmerzen treten plötzlich auf und sind meist die Folge einer klaren Ursache, wie einer Muskelverspannung, wie sie zum Beispiel durch eine Fehlhaltung, eine falsche Bewegung oder eine akute Verletzung entstehen kann. Diese Schmerzen sind in der Regel scharf, stechend oder ziehend und konzentrieren sich auf einen bestimmten Bereich des Rückens.

Hier sind einige Merkmale, die bei akuten Schmerzen auftreten können:

- **Plötzlicher Beginn:** Die Schmerzen treten oft nach einer bestimmten Bewegung, einem Sturz oder einer Überanstrengung auf.
- **Klarer Auslöser:** Oft ist der Auslöser für die Schmerzen bekannt, wie das Heben eines schweren Gegenstands oder eine unnatürliche Bewegung.
- **Kurzfristige Dauer:** Akute Schmerzen halten in der Regel wenige Tage bis maximal sechs Wochen an.
- **Linderung durch Ruhe:** Akute Rückenschmerzen bessern sich häufig durch Schonung und einfache Behandlungsmaßnahmen wie Wärme, Dehnübungen oder leichte Bewegungsübungen.

Hier lautet das Motto »Prävention statt Rehabilitation«. Das heißt, dass du nicht auf die ersten und vor allem nicht auf die schlimmen Schmerzen warten sollst, sondern direkt bei den ersten Symptomen mit den effektiven Übungen aus diesem Buch entgegensteuern sollst. Je früher du etwas unternimmst, desto wahrscheinlicher wirst du eine Chronifizierung verhindern.

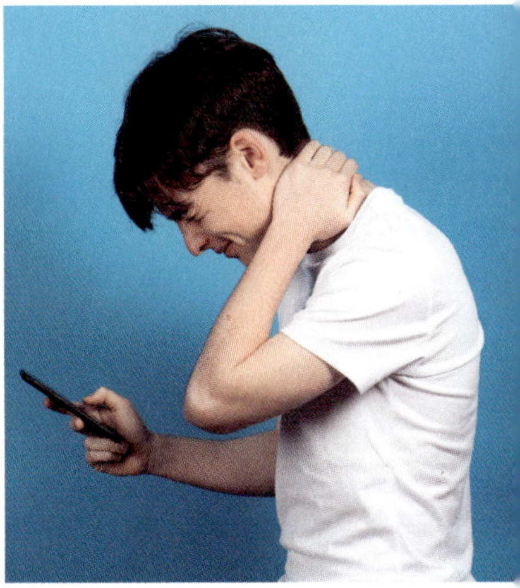

Akute Schmerzen zeigen sich häufig nach Fehlhaltungen.

CHRONISCHE BESCHWERDEN

Chronische Rückenschmerzen sind solche, die über einen Zeitraum von mehr als drei Monaten anhalten. Sie entwickeln sich oft allmählich und können das Ergebnis wiederholter Überlastungen, ungelöster Verletzungen oder degenerativer Erkrankungen sein. Chronische Schmerzen sind komplexer und gehen häufig mit einer Verschlechterung der Lebensqualität und emotionalen Belastungen wie Angst oder Depression einher.

Ich persönlich habe schon sehr vielen Menschen mit chronischen Beschwerden, die seit mehreren Jahren vorhanden waren, geholfen, wieder schmerzfrei zu sein oder die aktuelle Situation zu verbessern. Und deshalb kann ich dir von ganzem Herzen nur empfehlen, so früh wie möglich anzufangen und dich um deine Rückengesundheit zu kümmern.

Chronische Rückenschmerzen zeigen sich oftmals direkt beim Aufstehen.

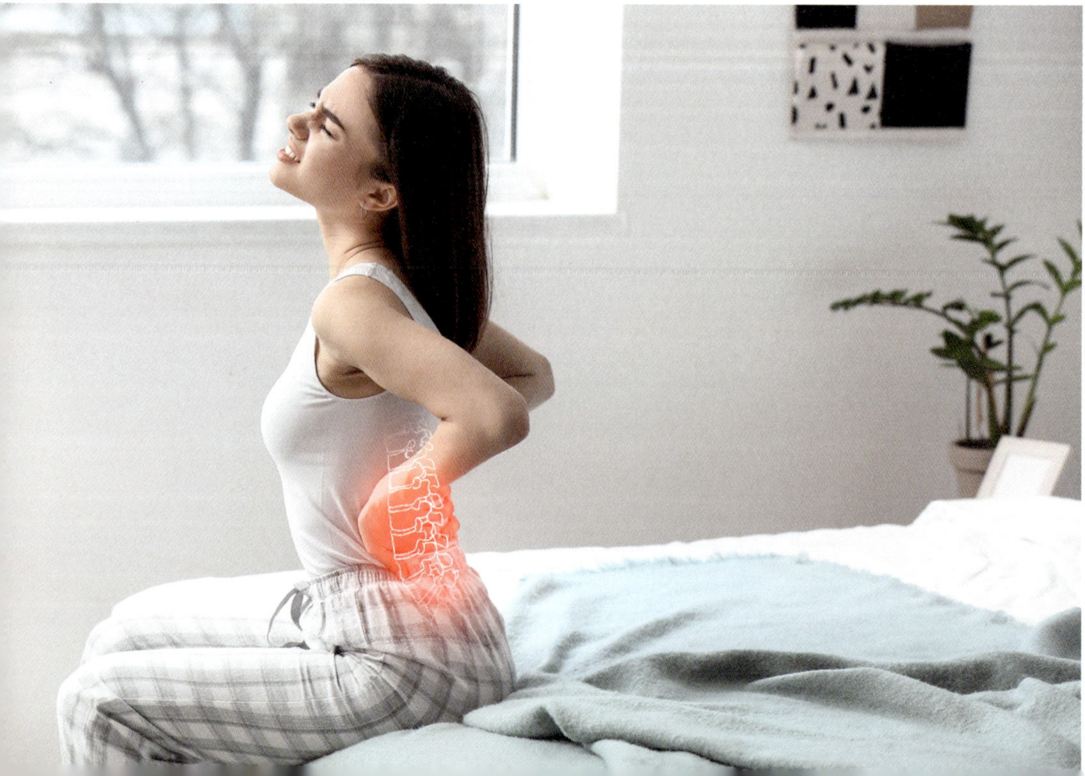

Dies sind die Merkmale, die bei chronischen Beschwerden auftreten:

- **Langsamer Beginn:** Die Schmerzen entwickeln sich oft schleichend und ohne einen klaren Auslöser.
- **Anhaltende Dauer:** Die Schmerzen bestehen über einen langen Zeitraum (länger als drei Monate) und können in ihrer Intensität variieren.
- **Ursache oft unklar:** Die genaue Ursache chronischer Rückenschmerzen ist oft schwer festzustellen und kann multifaktoriell sein, einschließlich körperlicher, emotionaler und sozialer Faktoren.
- **Eingeschränkte Lebensqualität:** Chronische Schmerzen können das tägliche Leben erheblich beeinträchtigen und gehen oft mit Schlafstörungen, Müdigkeit und emotionalen Belastungen einher.

Chronische Rückenschmerzen erfordern einen ganzheitlichen Behandlungsansatz. Neben physiotherapeutischen Maßnahmen können auch psychologische Unterstützung, Bewegungstherapie und alternative Behandlungsmethoden wie Akupunktur oder Entspannungstechniken hilfreich sein. Das Ziel ist es, die Schmerzbewältigung zu verbessern und die Lebensqualität zu steigern. Ich werde dir im letzten Kapitel dieses Buches einige von meinen ganzheitlichen Ansätzen zeigen, die du für dich nutzen kannst, falls du an chronischen Rückenbeschwerden leiden solltest.

NARBEN, DIE UNTERSCHÄTZTEN STÖRFAKTOREN

Ich spreche aus meiner eigenen Erfahrung, denn ich hatte selbst eineinhalb Jahre Sensibilitätsstörungen in meiner rechten Hand nach meiner Ellenbogenverletzung und rate dir, das Thema Narben ernst zu nehmen. Narben können mehr als nur eine optische Erinnerung an eine Verletzung oder Operation sein. Sie stellen oft einen unterschätzten Störfaktor für den gesamten Körper dar. Eine Narbe entsteht, wenn das Gewebe durch einen Schnitt oder eine Verletzung beschädigt wird und der Körper beginnt, den Schaden zu reparieren. Dabei wird das neue Gewebe gebildet, dass die Wunde verschließt, aber oft weniger elastisch und beweglich ist als das ursprüngliche Gewebe. Die veränderte Struktur kann viele Probleme hervorrufen. Die Narben können verkleben und das Hautgewebe wächst zusammen, wodurch die Beweglichkeit in der Muskulatur eingeschränkt wird. Dies führt dazu, dass unser Körper gezwungen ist, in einer Schonhaltung zu funktionieren, und deshalb entsteht meist ein anderer Muskeltonus in verschiedenen Körperbereichen. Außerdem kann das Narbengewebe die Nerven beeinträchtigen. In einigen Fällen können Nerven, die durch das Narbengewebe verlaufen, gereizt oder eingeklemmt werden, was zu anhaltenden Schmerzen oder einem Taubheitsgefühl führen kann. Deshalb ist es wichtig, Narben nicht nur als kosmetische Probleme zu betrachten, sondern ihre potenzielle Auswirkung auf den gesamten Körper ernst zu nehmen. Spezielle Therapien wie Narbenmassagen, Laserbehandlung oder Akupunktur können helfen, die Elastizität des Gewebes zu verbessern, Verklebungen zu lösen und die Beweglichkeit wiederherzustellen.

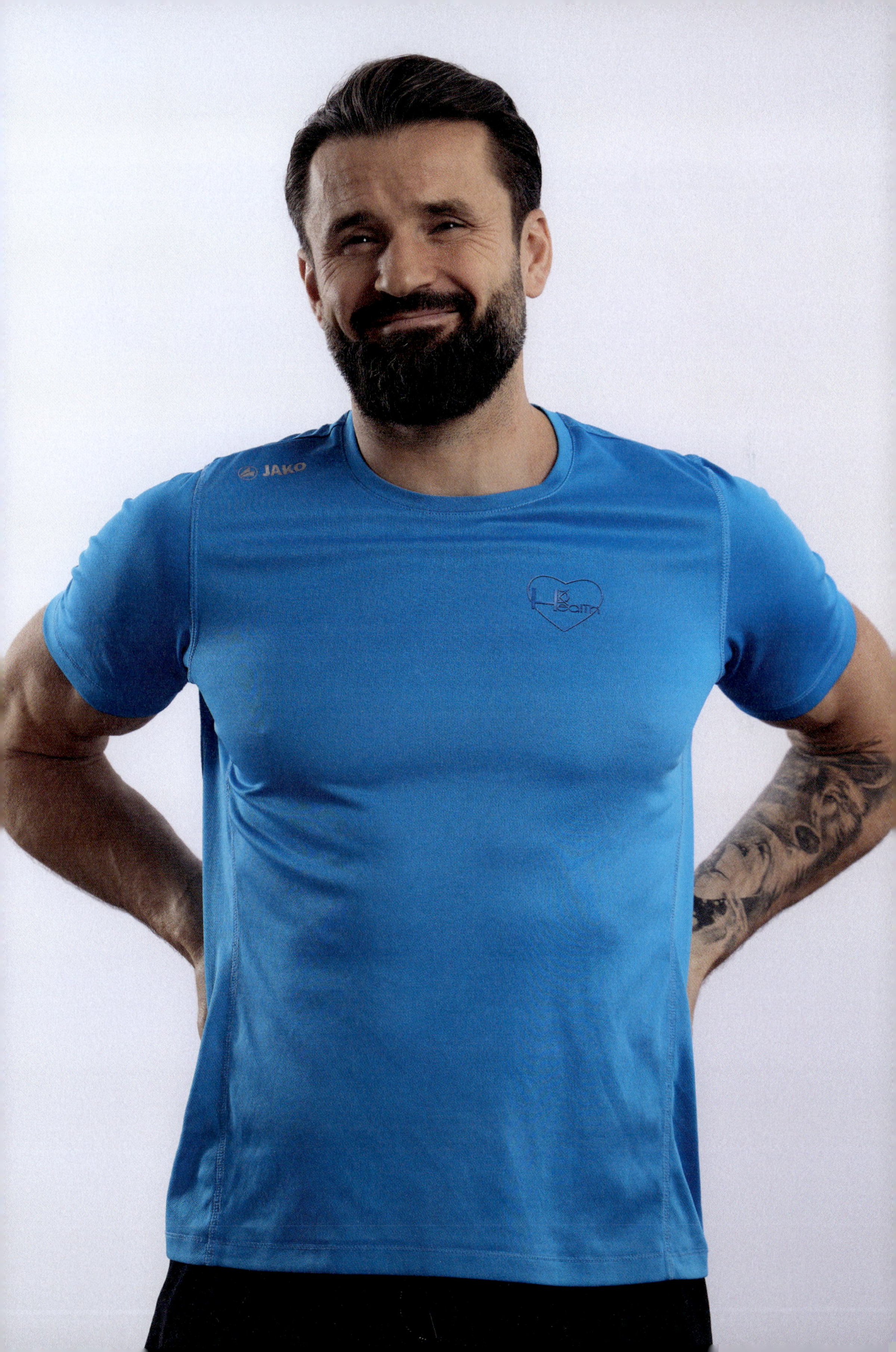
JAKO

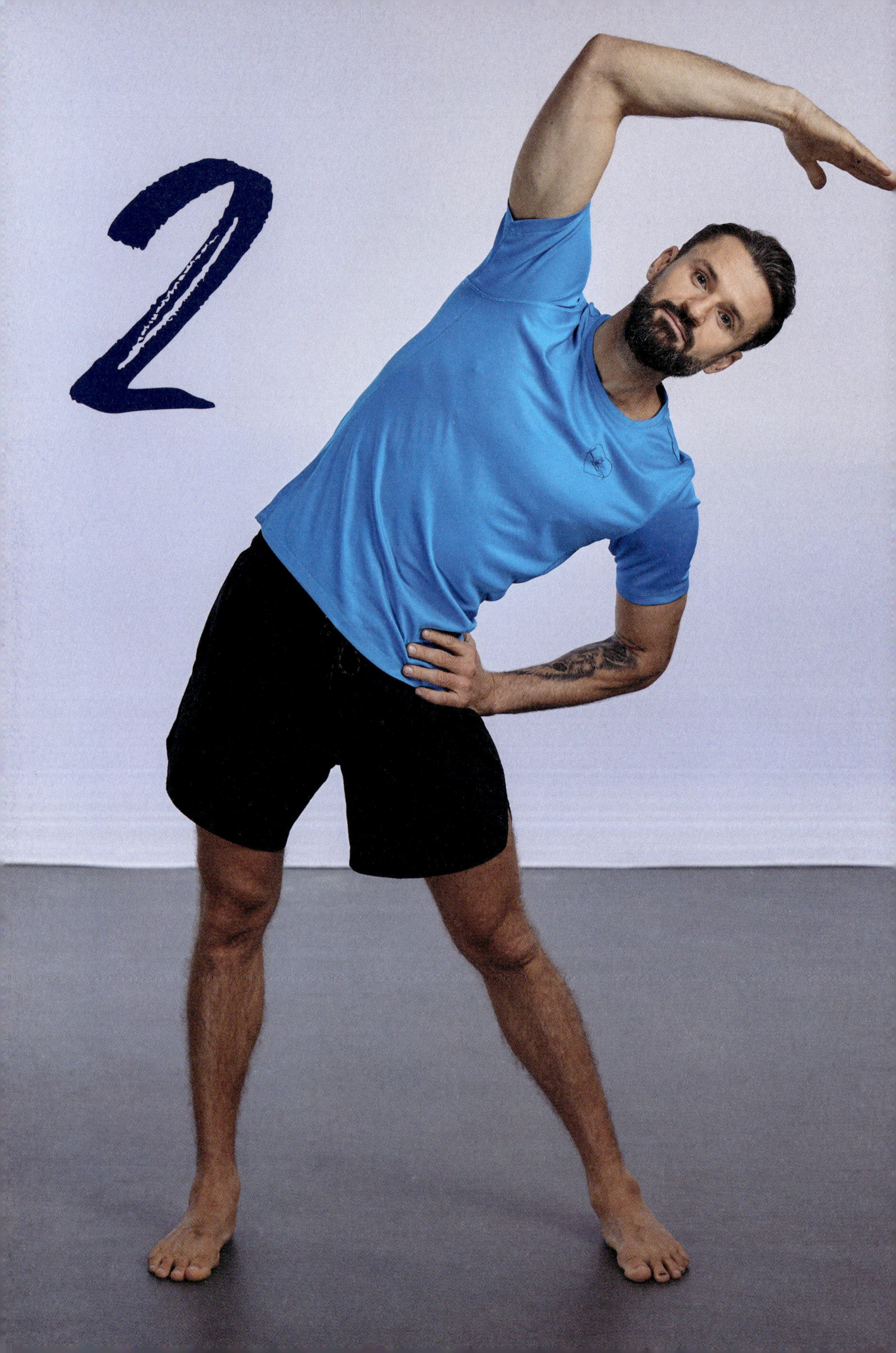
2

2-Minuten-Training

Meistens sind es die kleinsten Schritte, die den größten Unterschied machen. Genau das ist die Idee hinter dem 2-Minuten-Konzept. Es lebt von seiner Einfachheit und handelt davon, eine neue Routine zu schaffen, die dich jeden Tag ein Stück näher an dein Ziel bringt. Das Geheimnis liegt in der Regelmäßigkeit. Diese kurzen Einheiten lassen sich leicht in deinen Alltag integrieren – ohne Überforderung, aber mit großer Wirkung. Denn selbst kleine Bewegungen machen einen Unterschied.

Das 2-Minuten-Konzept

Man sagt, wenn du in einem bestimmten Bereich deines Lebens nur 18 Minuten am Tag in dich investierst, wirst du dich innerhalb eines Jahres um 100 Prozent in diesem Bereich steigern. Klingt beeindruckend, oder? Aber jetzt lass uns noch kleiner anfangen. Ich werde dir zeigen, wie du schon mit nur zwei Minuten am Tag aktiv etwas gegen deine Rückenschmerzen tun kannst.

Vielleicht fragst du dich: »Was können denn 120 Sekunden schon bewirken?« Glaub mir, die wenigsten Menschen können eine Übung 30 Sekunden lang korrekt ausführen – geschweige denn eine Haltung 60 Sekunden lang halten. Genau hier setzen wir an. Diese kleinen Schritte sind es, die dich deinem Ziel Stück für Stück näherbringen. Es geht nicht darum, sofort alles perfekt zu machen, sondern einfach damit zu beginnen.

Am Ende liegt es an dir, ob du dir diese zwei Minuten Zeit nimmst oder ob du mit der Einstellung weitermachst, dass es sowieso nichts bringt. Aber glaub mir: Es bringt etwas. Und genau das wirst du spüren, wenn du dich darauf einlässt.

Um die Übungen bestmöglich in deinen Alltag zu integrieren, empfehle ich dir Folgendes: Öffne die entsprechenden Seiten im Buch, die sich mit dem betroffenen Bereich deines Rückens beschäftigen. Am besten markierst du dir diese Seiten mit einem Lesezeichen, damit du sie schnell wiederfindest. Suche dir anschließend eine Dehnübung und eine Mobilisationsübung aus, die auf diesen Bereich abzielen.

Im optimalen Fall führst du die Übungen so aus:

- Beginne mit der Dehnübung, um die Muskulatur sanft zu lockern und vorzubereiten.

- Wechsle danach zu einer Mobilisationsübung, um die Beweglichkeit in diesem Bereich zu fördern.
- Alternativ kannst du eine Übung zunächst statisch ausführen und anschließend direkt in die dynamische Variante übergehen. So deckst du beide Aspekte ab – Stabilität und Bewegung.

Wichtig ist, dass du die Übungen bewusst und kontrolliert machst, ohne dich zu überfordern. Hör auf deinen Körper und steigere dich Schritt für Schritt. Diese kleinen, gezielten Maßnahmen können eine große Wirkung entfalten, wenn du sie regelmäßig in deinen Alltag einbaust.

Mobility-Training und statisches Dehnen bei Rückenschmerzen

Die Gesundheit des Rückens ist entscheidend für unsere Lebensqualität und es gibt viele Methoden, um Rückenschmerzen vorzubeugen oder zu lindern. Ein besonders effektiver Ansatz ist das Mobility-Training. Es bietet spezifische Vorteile, die dir dabei helfen, den Rücken stark, flexibel und schmerzfrei zu halten.

Ich bin ein großer Fan von Mobility-Training. Die Herangehensweise soll dir dabei helfen, deine körperlichen Ziele zu erreichen und ein schmerzfreies Leben zu genießen.

MOBILITY-TRAINING

Mobility-Training konzentriert sich darauf, die Beweglichkeit der Gelenke zu verbessern. Es geht über das einfache Dehnen hinaus, da es die aktive Kontrolle über den gesamten Bewegungsumfang eines Gelenks fördert. Mobility-Training zielt darauf ab, die Flexibilität, Stabilität und Kraft der Gelenke zu steigern, was besonders für den Rücken von großer Bedeutung ist. Unser Ziel ist es, mit dem Mobility-Training deine Beweglichkeit zu verbessern, eine Schmerzlinderung oder im besten Fall Schmerzfreiheit zu erreichen, die Körperhaltung zu verbessern und auch präventiv zu arbeiten, um sich vor Verletzungen zu schützen.

STATISCHES DEHNEN

Ein weiterer effektiver Ansatz ist für mich das statische Dehnen. Statisches Dehnen ist eine bewährte Methode, um die Flexibilität und Beweglichkeit der Muskulatur zu verbessern. Beim statischen Dehnen wird eine Dehnposition für einen längeren Zeitraum gehalten, typischerweise zwischen 15 und 60 Sekunden. Ich empfehle sogar, manche Positionen länger als 60 Sekunden zu halten. Diese Art des Dehnens zielt darauf ab, die Muskelfasern sanft zu verlängern und die Flexibilität in den Gelenken zu erhöhen.

Ich persönlich habe die Erfahrung gemacht, dass die Kombination aus beiden Varianten am besten funktioniert. Deshalb wirst du in diesem Buch sowohl dynamische Mobilisationsübungen als auch statische Dehnübungen kennenlernen.

Hier sind noch weitere Vorteile des statischen Dehnens für dich zusammengefasst:

Verbesserung der Flexibilität: Statisches Dehnen hilft, die Flexibilität zu erhöhen, indem es die Muskeln sanft in eine gedehnte Position bringt und dort für eine bestimmte Zeit gehalten wird. Dies ermöglicht es dem Muskel, sich an die Dehnung anzupassen, was im Laufe der Zeit zu einer besseren Beweglichkeit führt.

Förderung der Muskelentspannung: Das Halten einer Dehnposition ermöglicht es den Muskeln, sich zu entspannen und Spannungen abzubauen. Dies ist besonders nach dem Training oder einem langen Tag hilfreich, da es hilft, Muskelverkrampfungen und -steifheit zu verringern.

Verbesserung der Durchblutung: Durch statisches Dehnen wird die Durchblutung in den gedehnten Muskeln verbessert. Dies führt zu einer besseren Sauerstoffversorgung der Muskulatur und unterstützt die Regeneration nach körperlicher Aktivität.

Reduzierung des Verletzungsrisikos: Regelmäßiges statisches Dehnen kann helfen, das Risiko von Verletzungen zu verringern, indem es die Flexibilität der Muskeln und Gelenke verbessert. Dadurch wird der Bewegungsumfang erweitert, was wiederum die Wahrscheinlichkeit von Muskelzerrungen oder -rissen bei plötzlichen Bewegungen reduziert.

Verbesserung der Körperhaltung: Statisches Dehnen kann helfen, muskuläre Ungleichgewichte zu korrigieren, die durch Fehlhaltungen oder einseitige Bewegungen entstehen. Durch die Dehnung verkürzter Muskeln wird die Körperhaltung verbessert, was insbesondere für die Rückengesundheit von Vorteil ist.

Förderung der mentalen Entspannung: Das Halten von Dehnungen in einer ruhigen und kontrollierten Weise kann auch eine beruhigende Wirkung auf den Geist haben. Es fördert die Achtsamkeit und hilft, Stress abzubauen, was sowohl körperlich als auch mental wohltuend ist.

So arbeitest du mit dem Praxisteil

Der Praxisteil dieses Buches, bestehend aus den Kapiteln 3 und 4, ist dein persönliches Handbuch für einen beschwerdefreien Rücken. Er wurde so gestaltet, dass du die Übungen und Empfehlungen leicht in deinen Alltag integrieren kannst. Mein Ziel ist es, dir nicht nur Wissen an die Hand zu geben, sondern dir vor allem praktische Werkzeuge zu liefern, mit denen du deine Rückenschmerzen effektiv lindern und langfristig beseitigen kannst.

Damit du das Maximum aus diesem Abschnitt herausholst, möchte ich dir einige Tipps mit auf den Weg geben:

- **Lies die Übungen gründlich durch:** Jede Übung ist mit einer detaillierten Beschreibung und hilfreichen Bildern versehen. Nimm dir Zeit, die Anleitungen genau zu verstehen, bevor du mit der Umsetzung beginnst.
- **Lege einen Zeitplan fest:** Setze dir ein tägliches oder wöchentliches Ziel, wie oft du die Übungen durchführen möchtest. Konsistenz ist der Schlüssel, um Ergebnisse zu erzielen.
- **Starte langsam und steigere dich:** Wenn du bisher wenig aktiv warst, beginne mit den leichteren Übungen und erhöhe die Intensität allmählich. Höre dabei immer auf deinen Körper und überfordere dich nicht.
- **Notiere deine Fortschritte:** Nutze ein Notizbuch oder markiere im Buch, welche Übungen dir besonders guttun und bei welchen du Fortschritte bemerkst. Das motiviert dich und hilft, deine Erfolge sichtbar zu machen.

- **Mache dir die Übungen zur Gewohnheit:** Integriere die Praxis in deinen Alltag. Ob morgens nach dem Aufstehen, in der Mittagspause oder abends vor dem Schlafengehen – finde eine Zeit, die für dich am besten passt.
- **Bleibe flexibel, aber konsequent:** Es ist nicht schlimm, wenn du einmal eine Übung auslässt. Wichtig ist, dass du langfristig dranbleibst und regelmäßig zurückkehrst.

Die Übungen in diesem Buch sind so konzipiert, dass sie mit minimalem Zeitaufwand maximale Wirkung erzielen. Du brauchst keine teuren Geräte oder viel Platz – dein Wille und ein wenig Disziplin reichen völlig aus. Nimm dir die Freiheit, den Praxisteil so zu nutzen, wie er dir am meisten hilft.

Denke daran: Dein Körper wird es dir danken und jeder Schritt, den du machst, bringt dich einem beschwerdefreien Leben näher.

Jetzt bist du dran – lass uns loslegen!

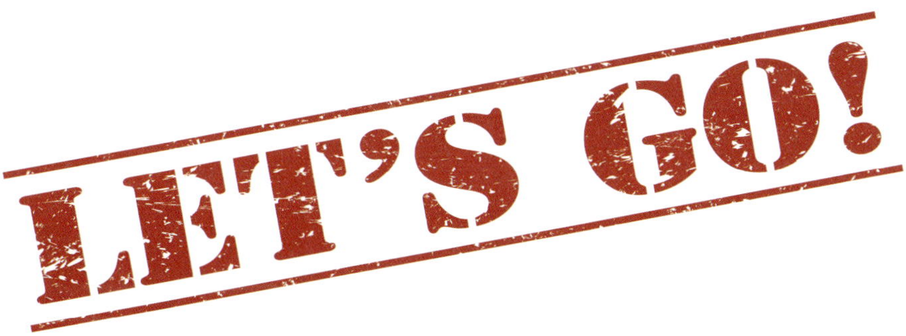

SYMPTOME WAHRNEHMEN – SCHMERZENDEN BEREICH AUSWÄHLEN

Sobald die ersten Symptome auftauchen, liegt es an dir, diese bewusst wahrzunehmen und ihnen im besten Fall sofort entgegenzuwirken. Was du auf keinen Fall tun solltest, ist, die Symptome zu ignorieren, sie nicht ernst zu nehmen oder darauf zu hoffen, dass sie von allein verschwinden. Denn genau dann können aus akuten Schmerzen oder Verspannungen chronische Beschwerden entstehen – und das wollen wir unbedingt vermeiden!

Wenn du beispielsweise merkst, dass nach langem Sitzen oder bei einseitigen Bewegungen auf der Arbeit deine Muskulatur anfängt zu schmerzen, zu ziehen oder deine Beweglichkeit eingeschränkt ist, dann erkenne den schmerzenden Bereich bewusst. Nutze dieses Buch (insbesondere Kapitel 3), um gezielt Übungen für diesen Bereich auszuführen.

Ich verstehe natürlich, dass es nicht immer möglich ist, sofort loszulegen – zum Beispiel, wenn du gerade auf einer Baustelle arbeitest oder in einer Besprechung sitzt. Aber sobald es eine Gelegenheit gibt, lege eine kurze Pause ein. Selbst fünf Minuten reichen aus, um dein Buch aufzuschlagen und mit den passenden Übungen den schmerzenden Bereich zu therapieren.

Und selbst wenn der akute Schmerz bereits verschwunden sein sollte, empfehle ich dir, weiterhin die Übungen für den entsprechenden Bereich durchzuführen. Wiederhole sie regelmäßig, bis du das Wissen verinnerlicht hast und die Bewegungen automatisch in deinem Unterbewusstsein abgespeichert sind. Das Ziel ist es, das Buch nur noch dann zu benötigen, wenn du dir unsicher bist oder wenn Beschwerden in einem neuen, unbekannten Bereich auftreten.

DIE RICHTIGE ÜBUNG: JEDE ABFOLGE KOMBINIERT ZWEI ANSÄTZE

Wenn du die passende Übung für deinen schmerzenden Bereich gefunden hast, wirst du eine kurze Beschreibung der Übung sowie die genaue Ausführung im Buch finden. Jede Übung besteht aus einer Abfolge, die zwei Ansätze kombiniert: entweder eine Mobilisationsübung oder eine statische Dehnübung. Auf den Bildern erkennst du immer zunächst die Ausgangsposition und dann die Endposition der Übung.

Lies die Anweisungen aufmerksam durch und führe die Übung mit bewusster Wahrnehmung aus. Nimm die Reaktionen deines Körpers wahr und achte genau darauf, wie sich die Übung anfühlt. Wenn du beispielsweise bei einer statischen Dehnung einen starken Zug in der Nackenmuskulatur spürst, liegt es in deiner Verantwortung, diesen Zug zu verringern. Passe die abgebildete Position so an, dass sie für dich angenehm ist und keine Schmerzen verursacht – es geht um ein gutes Gefühl, nicht um eine Qual.

Falls du bei einer Mobilitätsübung merkst, dass deine Beweglichkeit noch eingeschränkt ist und du nicht so weit kommst, wie es auf den Bildern gezeigt wird, ist das völlig in Ordnung. Es bedeutet nicht, dass du die Übung falsch ausführst, sondern lediglich, dass dein Körper in diesem Moment in diesem Bereich noch nicht so beweglich ist, wie du es dir wünschst. Bleib regelmäßig dran, denn durch kontinuierliches Üben wirst du spürbare und nachhaltige Verbesserungen erzielen.

Denke daran: Es geht nicht darum, perfekt zu sein, sondern darum, deinen Körper Schritt für Schritt zu stärken und beweglicher zu machen. Gib dir selbst die Zeit und die Geduld, die du brauchst, um Fortschritte zu erzielen.

DIE RICHTIGE DAUER: MIT ZWEI MINUTEN TÄGLICH BEGINNEN

Lieber unperfekt starten als perfekt zögern! Am Anfang geht es überhaupt nicht darum, alle Übungen perfekt auszuführen oder darauf zu warten, dass sich deine aktuelle Situation von allein verbessert. Noch schlimmer wäre es, darauf zu hoffen, dass du irgendwann »bereit« bist, loszulegen. Es geht darum, jetzt sofort zu starten – egal, in welcher Situation du dich gerade befindest, egal, ob du mit Verspannungen, Schmerzen oder chronischen Beschwerden zu kämpfen hast. Der wichtigste Schritt ist, genau jetzt anzufangen und täglich nur zwei Minuten in deine Gesundheit zu investieren.

Ja, du hast richtig gehört: Starte mit nur zwei Minuten täglich und du wirst überrascht sein, wie sehr diese kleine Zeitspanne dein Leben verändern kann. Ich kann dir eine Sache versichern: Mit kleinen Schritten wirst du kleine Erfolge erzielen und diese Erfolge werden dich motivieren, weiterzumachen. Sobald du die positiven Veränderungen spürst, wirst du plötzlich auch die Zeit finden, dich intensiver um deine Gesundheit zu kümmern – vielleicht sogar 15 oder 30 Minuten am Tag.

Aus den kleinen Schritten, die du anfangs machst, entwickeln sich mit der Zeit größere Schritte. Und mit diesen größeren Schritten wirst du auch größere Ergebnisse erzielen. Genau so funktioniert Fortschritt: Wir alle starten bei null und entwickeln uns Schritt für Schritt weiter – aber nur, wenn wir bereit sind, Zeit zu investieren und ins Handeln zu kommen.

Denke einmal zurück: Gibt es etwas, das du heute gut kannst, von dem du am Anfang dachtest, es sei unmöglich? Vielleicht hast du eine Fähigkeit gelernt oder bist in einem Bereich besser geworden, der dir zunächst unglaublich schwer erschien. Genau so funktioniert es hier. Der Erfolg kommt erst dann, wenn etwas erfolgt – also fang jetzt an und bleib dran.

Mein Rückenfit-Coaching

Neben diesem Buch habe ich ein umfassendes 8-Wochen-Rückenfit-Coaching entwickelt, das ich im Februar 2023 veröffentlicht habe. Dieses Programm hat bereits vielen Menschen dabei geholfen, ihre Rückenschmerzen nachhaltig zu besiegen und ihre Lebensqualität zu verbessern. Es bietet eine strukturierte Anleitung mit gezielten Übungen, die Schritt für Schritt die Mobilität, Stabilität und Stärke deines Rückens aufbauen.

Ein beeindruckendes Beispiel dafür ist Kerstin. Kerstin litt seit ihrer Jugend unter Rückenschmerzen – vor allem im Nacken- und Brustwirbelbereich, aber auch im unteren Rücken. Sie hatte bereits viele Therapien ausprobiert, darunter ärztliche Behandlungen und Osteopathie, doch nichts brachte ihr langfristige Erleichterung. Nachdem sie mein 8-Wochen-Rückenfit-Coaching gestartet hatte, spürte sie bereits nach zwei Wochen eine deutliche Verbesserung. Nach vier Wochen war sie sogar komplett schmerzfrei! Ihre Geschichte zeigt, was möglich ist, wenn man sich auf den Weg macht und konsequent etwas für seinen Rücken tut.

Du kannst auf meinem Instagram-Kanal mehr über das Programm erfahren. Wenn du Fragen hast oder dich für das Coaching interessierst, schreibe mir gerne – ich bin für dich da!

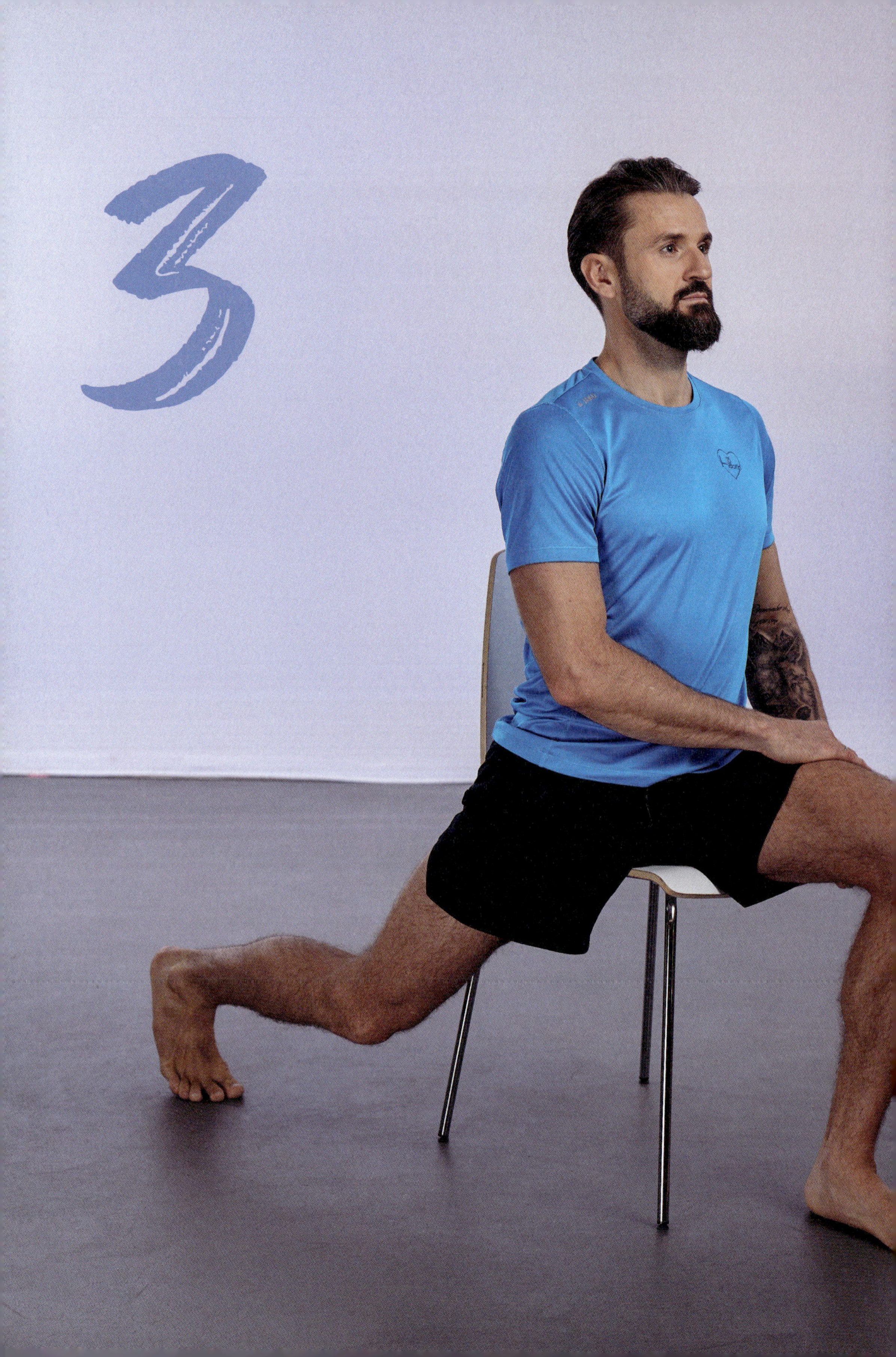
3

Die 2-Minuten-Übungen

Akute Rückenschmerzen sind nicht nur lästig, sie können auch den gesamten Alltag lahmlegen. Doch es gibt gute Nachrichten: Du kannst selbst aktiv werden, um die Beschwerden zu lindern – und das sofort. In diesem Kapitel geht es darum, wie du schnell auf akute Schmerzen reagieren kannst, bevor sie sich verfestigen oder schlimmer werden.

Schnelle Hilfe: Do it now!

Wenn Rückenschmerzen akut auftreten, ist das meist ein Warnsignal des Körpers. Oft sind Verspannungen oder eine Überlastung die Ursache. Das Ziel ist jetzt nicht, den Schmerz komplett »wegzutrainieren«, sondern die Muskulatur zu entlasten, die Durchblutung zu fördern und die Spannung zu reduzieren.

Auf den folgenden Seiten findest du detaillierte Anleitungen für gezielte Übungen, die du langfristig in deinen Alltag einbauen kannst, um deinen Rücken zu stärken und Schmerzen vorzubeugen.

SCHNELLE HILFE BEI AKUTEN RÜCKENBESCHWERDEN

In diesem Kapitel erhältst du von mir gezielte Übungen, mit denen du täglich arbeiten kannst. Wir berücksichtigen alle Bereiche deines Rückens – angefangen beim unteren Rückenbereich über die seitliche Rückenmuskulatur bis hin zum oberen und mittleren Rücken, einschließlich der Brustwirbelsäule und des Nackens.

Die Übungen sind darauf ausgelegt, entweder statisch oder dynamisch ausgeführt zu werden. Was bedeutet das genau?

- **Dehnübungen / statische Übungen:** Hier hältst du eine bestimmte Position für eine gewisse Zeit, um die Muskulatur gezielt zu dehnen oder zu stabilisieren.
- **Mobility-Übungen / dynamische Übungen:** Dabei führst du Bewegungen aus, die den betroffenen Bereich mobilisieren und die Muskulatur aktiv durchbewegen.

Die Kombination aus beiden Ansätzen – statisch und dynamisch – funktioniert in meinen Augen am besten. Sie bietet dir die Möglichkeit, sowohl gezielt Verspannungen zu lösen als auch langfristig die Beweglichkeit und Stabilität deines Rückens zu verbessern.

DER 3-SCHRITTE-PLAN FÜR AKUTE BESCHWERDEN IM BÜRO

1. **Entlastung finden:** Suche eine bequeme Sitzposition, die deinen Rücken sofort entlastet. Setze dich aufrecht auf deinen Stuhl, lehne dich leicht nach hinten und stütze deinen unteren Rücken, beispielsweise mit einem Kissen oder einem zusammengerollten Schal. Stelle beide Füße flach auf den Boden, um die Wirbelsäule zu stabilisieren.

2. **Sanfte Bewegung:** Führe kleine Mobilisationsbewegungen direkt am Schreibtisch aus.
   - Beckenkippen im Sitzen: Setze dich aufrecht hin und kippe dein Becken langsam nach vorne (Hohlkreuz) und nach hinten (runder Rücken). Wiederhole dies für etwa 10 bis 15 Sekunden, um den unteren Rücken zu lockern.
   - Seitliche Neigungen: Setze dich aufrecht hin und neige deinen Oberkörper abwechselnd nach rechts und links, ohne dabei die Schultern zu verspannen.

3. **Atmung beruhigen:** Lehne dich entspannt zurück und schließe für einen Moment die Augen (sofern möglich). Atme tief ein und zähle dabei bis vier, halte den Atem kurz an und atme dann langsam aus, während du bis sechs zählst. Wiederhole diese Übung für 5 bis 6 Atemzüge. Das entspannt die Rückenmuskulatur und reduziert gleichzeitig Stress.

Das Ziel ist hierbei Entspannung statt Druck. Diese Maßnahmen sind keine »Wunderheilung«, aber sie schaffen dir den nötigen Spielraum, um den ersten Druck vom Rücken zu nehmen. Wichtig ist, die Übungen langsam und kontrolliert auszuführen. Dein Körper wird dir signalisieren, was ihm guttut.

Lass uns direkt loslegen und deinem Rücken die Hilfe geben, die er verdient!

LÖSE DEINE VERSPANNUNGEN IM UNTEREN RÜCKEN

Dehnen

ROTATION DES OBERKÖRPERS

1. Für die Ausgangsposition setze dich aufrecht auf einen stabilen Stuhl. Lasse deine Beine leicht angewinkelt und überkreuze sie, indem du das rechte Bein auf den linken Oberschenkel ablegst. Halte dich mit der linken Hand leicht am oberen Bein fest, um Stabilität zu gewährleisten. Richte deinen Oberkörper auf und atme tief durch die Nase ein.

2. Beim Ausatmen durch den Mund drehst du deinen Oberkörper langsam und kontrolliert nach rechts. Stütze dich mit der linken Hand weiterhin am Bein ab, um die Rotation zu verstärken. Nutze optional deine rechte Hand, um dich an der Stuhllehne festzuhalten oder abzustützen. Das verstärkt die Drehbewegung sanft. Achte darauf, dass deine Beine sich nicht bewegen. Halte die gedrehte Position für 30 bis 60 Sekunden. Kehre langsam in die Ausgangsposition zurück. Wiederhole die Übung auf der anderen Seite, indem du die Beine andersherum überkreuzt und den Oberkörper nach links drehst.

Hinweise zur Ausführung

- Atme, während du die Position hältst, ruhig und entspannt weiter. Konzentriere dich auf die Dehnung im unteren Rücken.
- Führe die Bewegung langsam und kontrolliert aus.
- Bei Schmerzen oder starkem Unwohlsein solltest du die Übung abbrechen.

Diese Übung eignet sich ideal, um Verspannungen im unteren Rücken zu lösen und die Beweglichkeit zu fördern.

1

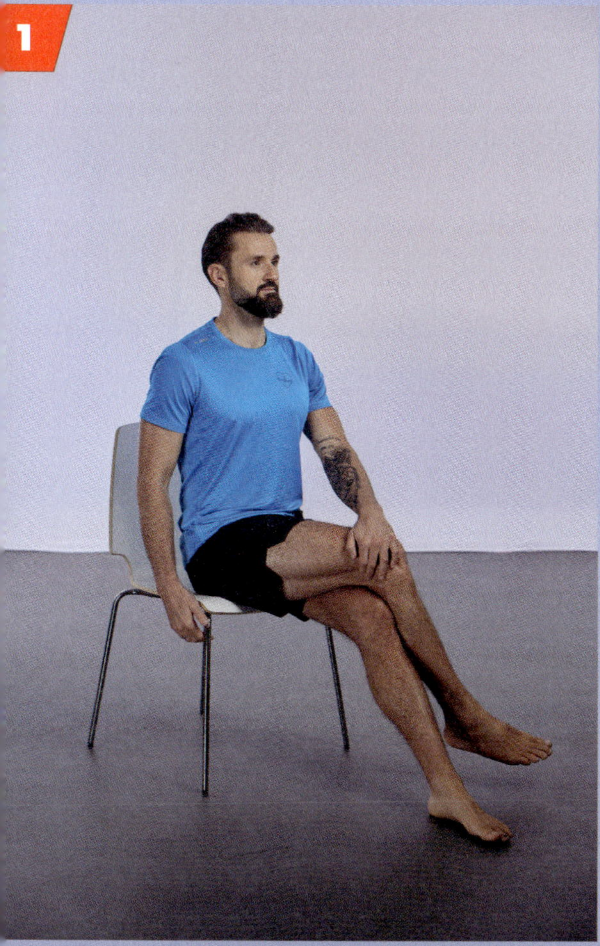

2

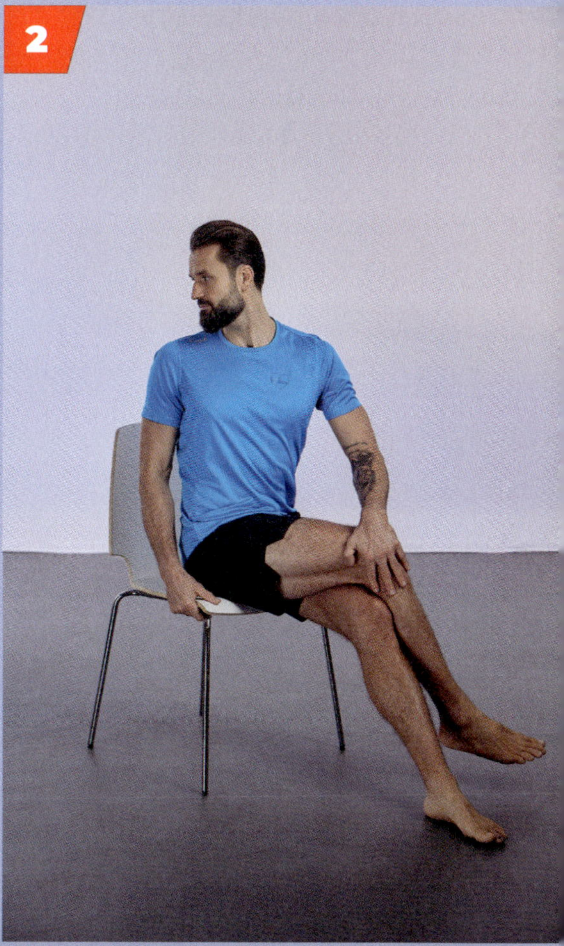

Mobility

OBERKÖRPER AUSSENROTATION

1. Setze dich aufrecht auf einen stabilen Stuhl. Halte dich mit der linken Hand für mehr Stabilität leicht am rechten Oberschenkel fest. Atme tief durch die Nase ein.

2. Stütze dich mit der rechten Hand am Stuhl oder an der Rückenlehne ab und unterstütze die Bewegung mit leichtem Zug. Atme aus und drehe deinen Oberkörper nach außen auf. Deine Beine und der untere Rücken bewegen sich nicht. Arbeite im Wechsel der Seiten: Beim nächsten Einatmen kehrst du zurück in die Ausgangsposition und beim darauffolgenden Ausatmen drehst du den Oberkörper auf die andere Seite. Führe die Übung langsam und kontrolliert für 60 Sekunden aus.

Hinweis zur Ausführung

Falls die Verspannungen im unteren Rücken nicht merklich nachlassen, kannst du die Übung gerne direkt nochmals für weitere 60 Sekunden wiederholen.

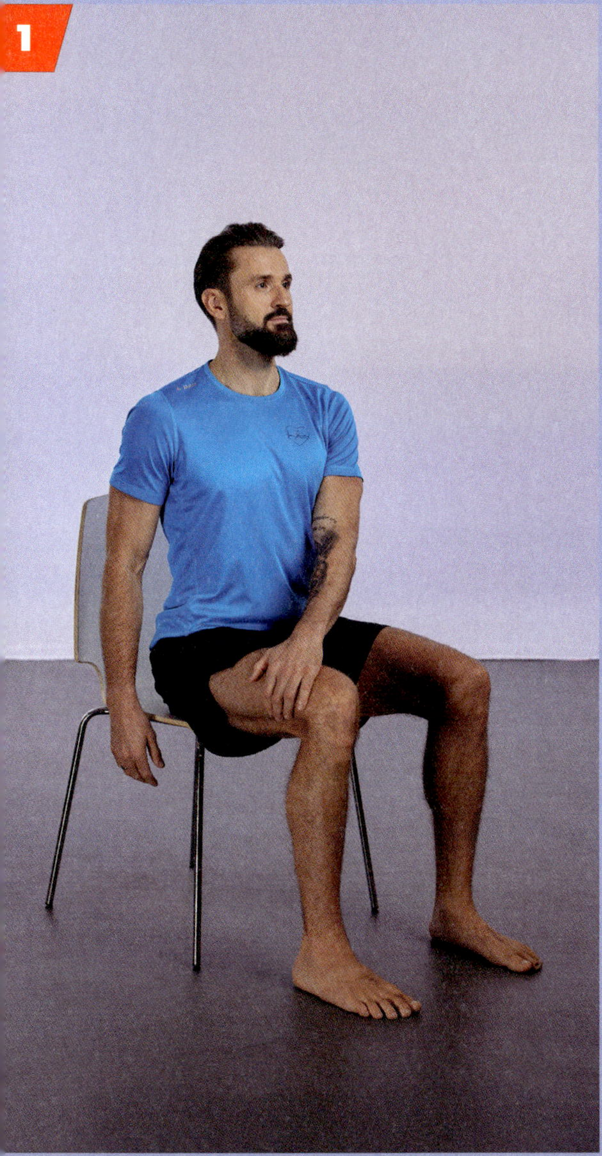
1

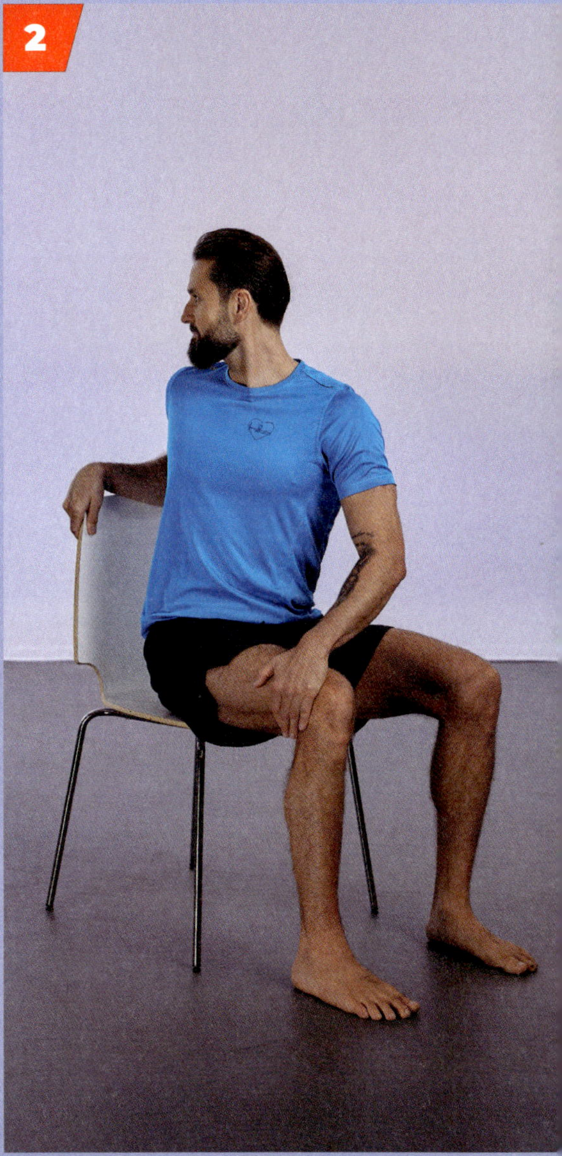
2

Mobility

HINTERE MUSKELKETTEN ÖFFNEN

1. Stelle dich vor eine Wand oder eine geschlossene Tür. Der Abstand zur Wand sollte etwas größer als deine Armlänge sein. Stütze dich mit beiden Händen an der Wand ab und lehne deinen Körper leicht nach vorne. Halte deinen Rücken gerade und strecke die Beine durch.

2. Führe deinen Oberkörper langsam nach unten und durch die Arme hindurch. Atme während der Bewegung aus. Deine Beine und dein Rücken bleiben so gestreckt wie möglich. Richte mit der nächsten Einatmung deinen Körper wieder auf. Wiederhole diesen Ablauf für 60 Sekunden.

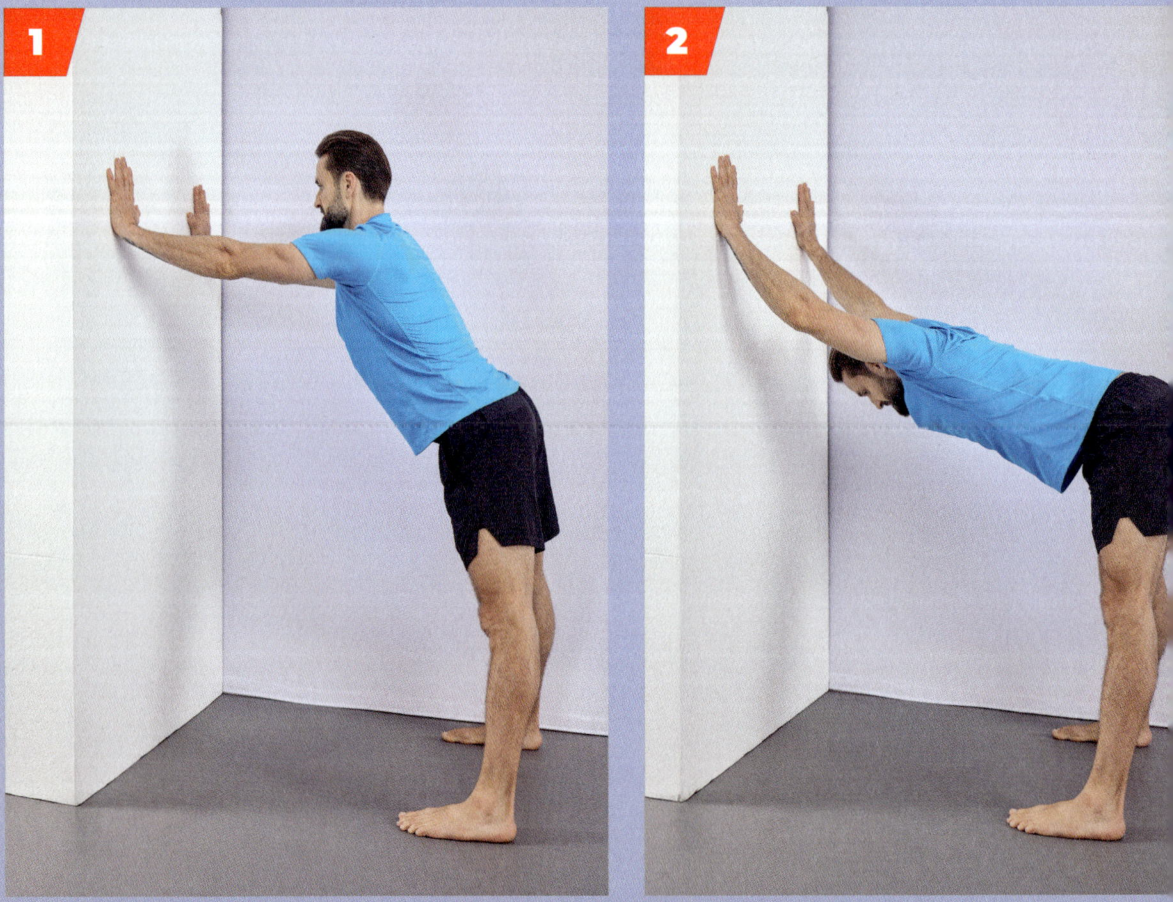

Mobility

HÜFTBEUGER MOBILISIEREN

1. Setze dich auf die Kante eines stabilen Stuhls oder einer Bank. Stelle deine Füße hüftbreit flach auf den Boden. Sitze aufrecht, deine Wirbelsäule ist lang und deine Schultern sind entspannt.

2. Halte deinen Oberkörper aufrecht. Atme aus und bewege dein rechtes Bein nach hinten. Wiederhole diesen Ablauf 30 bis 60 Sekunden. Führe die Bewegung anschließend auf der anderen Seite aus.

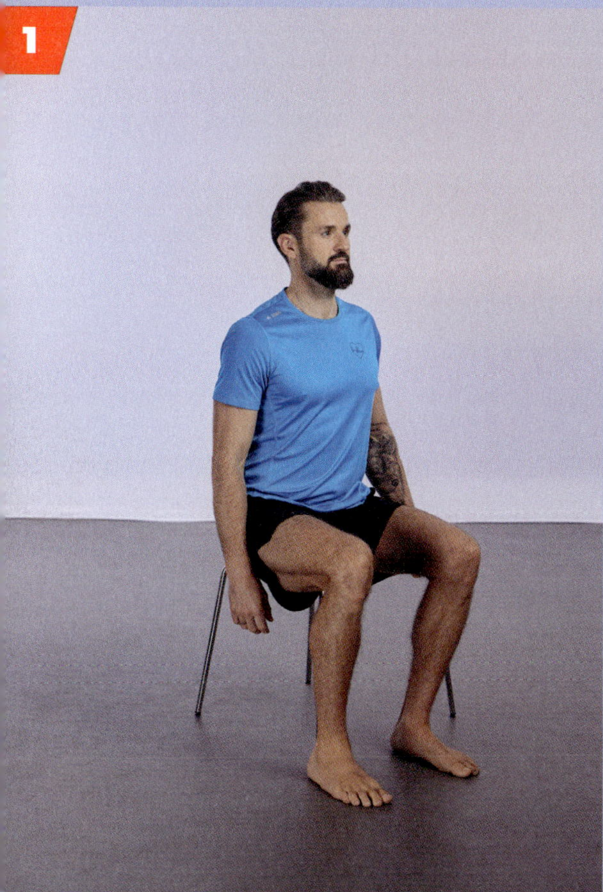

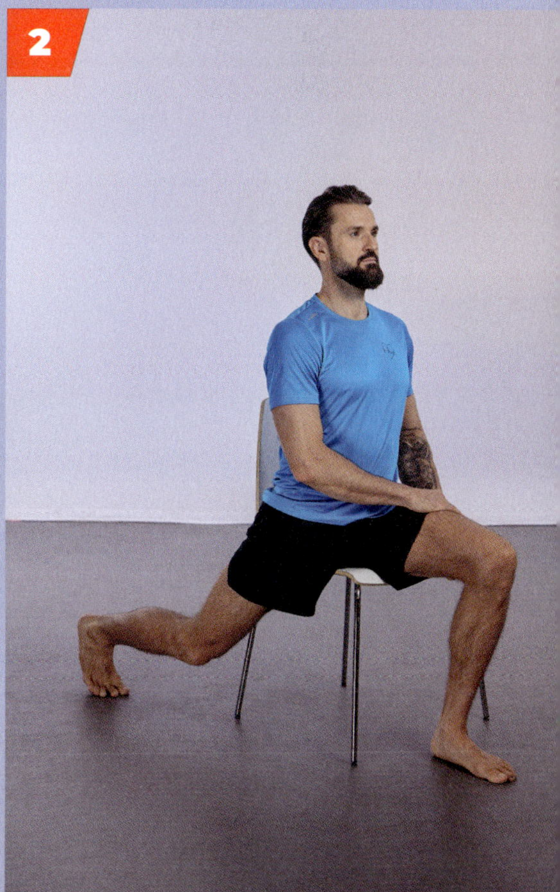

Mobility

RÜCKEN ENTSPANNEN AN EINER WAND

1. Stelle dich vor eine Wand und stütze beide Händen daran ab. Winkle dein linkes Bein an und hebe es auf etwa 90 Grad nach oben.

2. Drehe deinen Unterkörper und das angewinkelte Bein nach innen und senke deinen Oberkörper näher zur Wand. Beuge dabei die Ellenbogen. Dein linker Oberschenkel sollte nun mit der Außenseite die Wand berühren.

3. Atme tief ein. Mit der Ausatmung drehst du deinen Oberkörper leicht nach außen, sodass dein Kopf nach links schaut. Wiederhole die Bewegung auf der anderen Seite. Führe die Übung abwechselnd für 60 Sekunden durch. Versuche, den Oberkörper bei jeder Wiederholung etwas weiter nach außen zu drehen und die Position 1 bis 2 Sekunden länger zu halten.

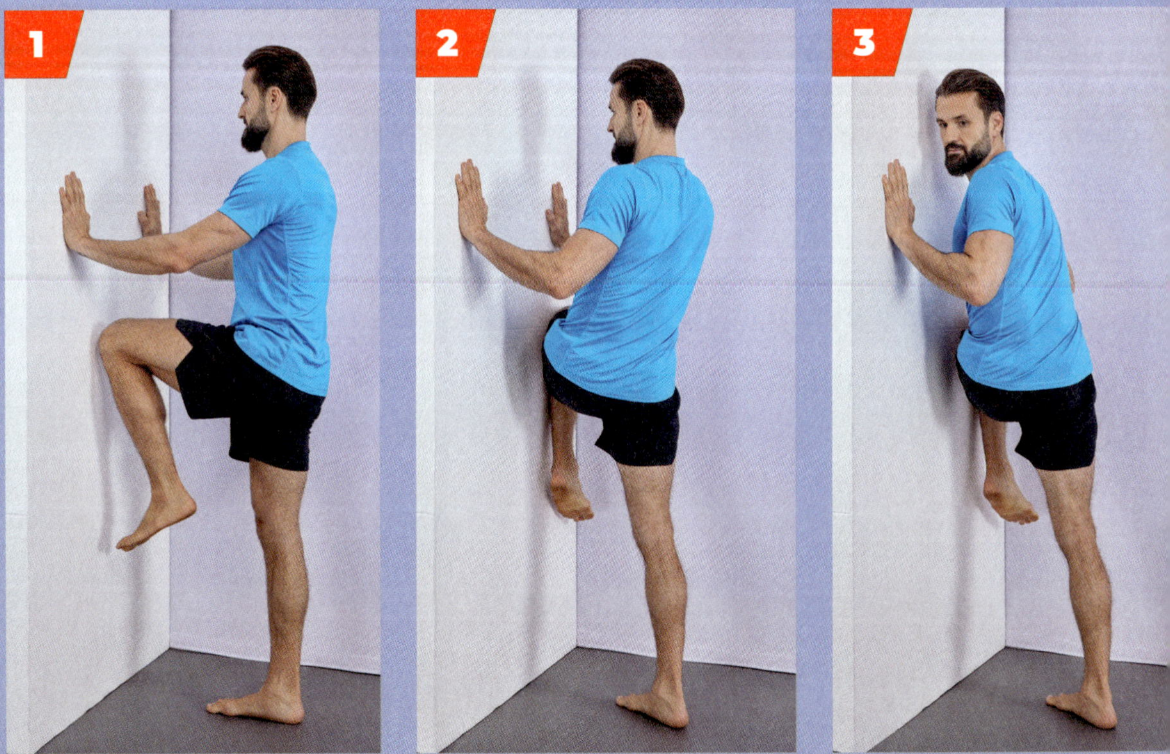

Mobility

STRECKUNG DER WIRBELSÄULE

1. Stelle einen Stuhl so weit von einem Tisch entfernt auf, dass du bequem mit beiden Händen den Tisch erreichen kannst. Setze dich breitbeinig auf den Stuhl, strecke beide Arme aus und lege deine Hände oder Unterarme auf dem Tisch ab. Halte den Oberkörper aufrecht und deinen Rücken gerade.

2. Atme tief ein. Während der Ausatmung beugst du dich so weit wie möglich nach vorne zwischen deine Beine. Achte dabei auf einen geraden Rücken. Mit der nächsten Einatmung richtest du dich wieder auf. Wiederhole diesen Ablauf langsam und kontrolliert für 60 Sekunden.

Variation

Für die statische Variante lasse deinen Oberkörper in der nach vorne geneigten Position locker hängen und halte die Position für 30 bis 60 Sekunden.

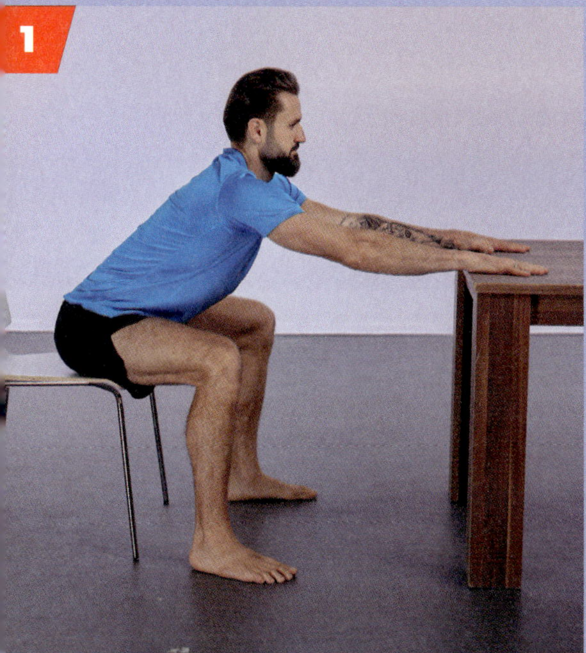

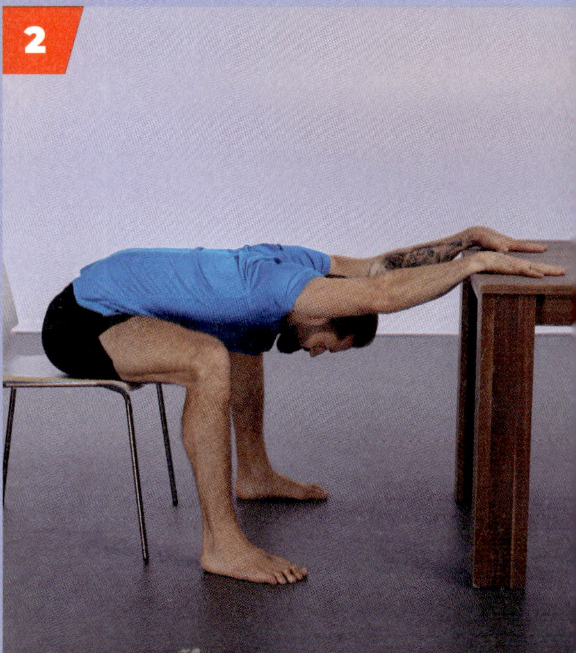

Dehnen

PIRIFORMIS DEHNEN IM SITZEN

1. Setze dich aufrecht auf einen stabilen Stuhl. Die Füße stehen hüftbreit auf dem Boden. Achte darauf, dass deine Wirbelsäule gerade bleibt und deine Schultern entspannt sind. Hebe dein rechtes Bein und lege den rechten Knöchel auf dein linkes Knie, sodass das rechte Bein eine »4-Position« bildet. Dein rechtes Knie zeigt dabei nach außen. Falls es dir schwerfällt, den Knöchel auf das Knie zu legen, kannst du den Knöchel auf deinem linken Unterschenkel ablegen.

2. Beuge dich langsam aus der Hüfte nach vorne, während du deinen Rücken gerade hältst; achte darauf, den unteren Rücken nicht zu runden. Du solltest eine Dehnung in der rechten Gesäßmuskulatur und im *Piriformis* spüren. Halte diese Position für 30 bis 60 Sekunden und atme dabei entspannt weiter. Bringe nun das rechte Bein zurück auf den Boden und wiederhole die Übung mit dem linken Bein.

Variationen

- Wenn du die Dehnung verstärken möchtest, kannst du sanft mit einer Hand auf dein rechtes Knie drücken, um es weiter nach unten zu bringen.
- Für eine dynamische Ausführung kehrst du bei der Einatmung wieder in die Ausgangsposition zurück und beugst dich bei der nächsten Ausatmung erneut nach vorne. Wiederhole dies für 60 Sekunden.

Hinweis

Der *Musculus piriformis*, den du hier dehnst, liegt in der tiefen Hüftmuskulatur und ist hauptsächlich für die Außenrotation der Hüfte und die seitliche Abspreizung des Oberschenkels zuständig.

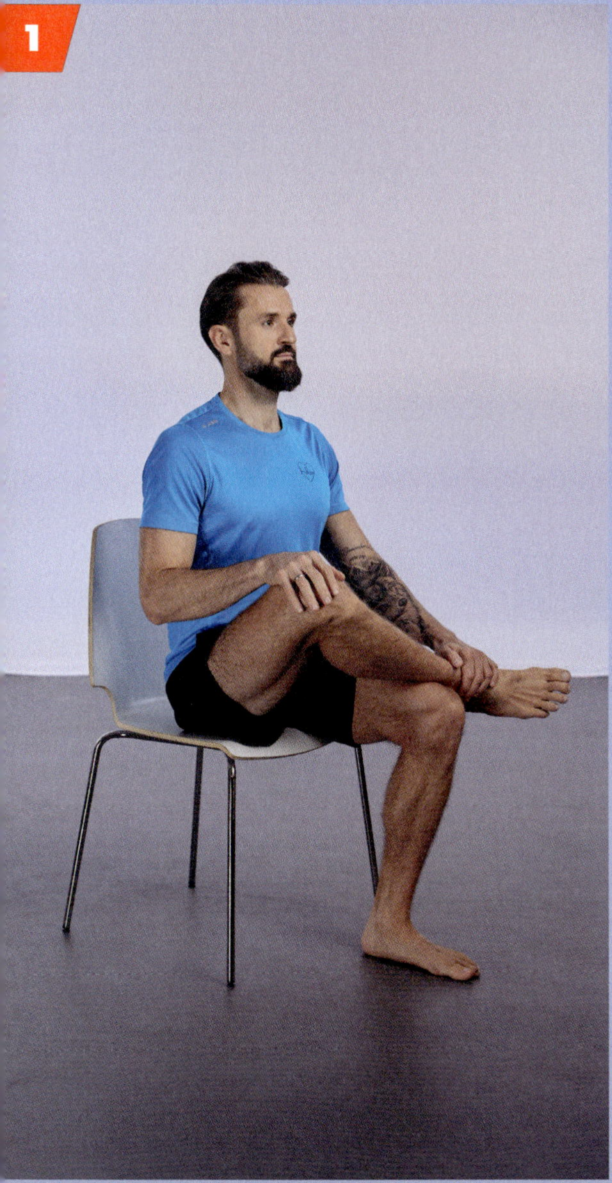

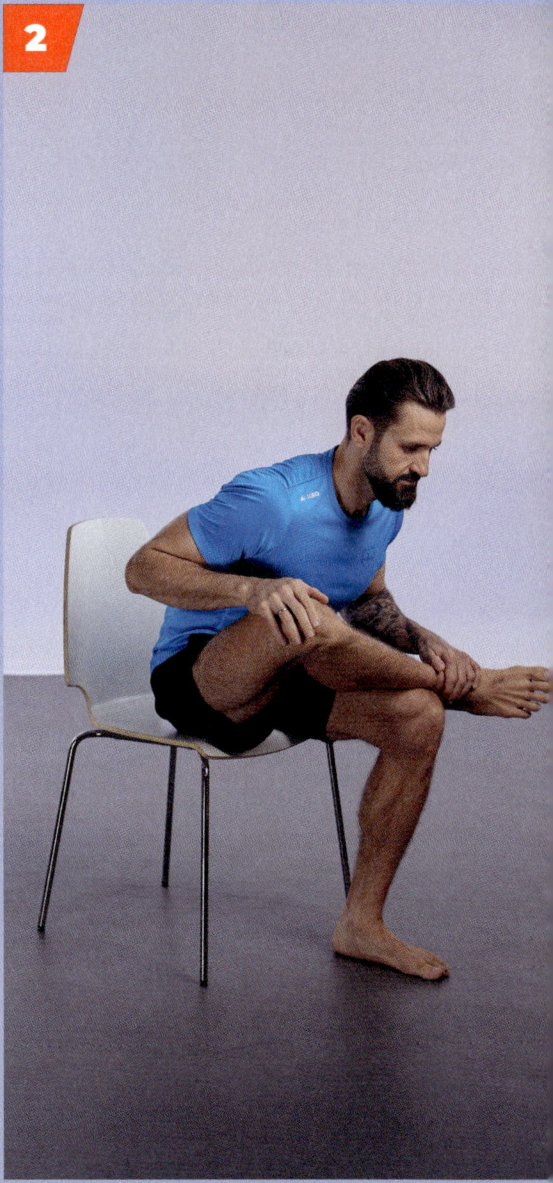

Dehnen

PIRIFORMIS DEHNEN IM STEHEN

1. Stelle dich hüftbreit mit leicht gebeugten Knien in einen Türrahmen und halte dich mit beiden Händen daran fest. Deine Schultern bleiben entspannt. Hebe deinen rechten Fuß an und lege den Knöchel des rechten Beins auf dein linkes Knie, sodass das rechte Bein eine »4-Position« bildet. Dein rechtes Knie zeigt dabei nach außen.

2. Beuge dich langsam aus der Hüfte nach hinten und unten, als ob du dich auf einen Stuhl setzen würdest. Halte deinen Rücken gerade und stütze dich mit beiden Händen ab, um das Gleichgewicht zu halten. Du solltest die Dehnung in der rechten Gesäßmuskulatur und im *Piriformis* spüren. Achte dabei darauf, dass dein rechtes Knie nach außen zeigt und nicht nach innen kollabiert. Halte diese Position für 30 bis 60 Sekunden und atme dabei normal und entspannt weiter. Wechsle die Seite und wiederhole die Übung mit dem linken Bein.

Variation

Für eine dynamische Ausführung kehrst du bei der Einatmung in die Ausgangsposition zurück und senkst dich bei der Ausatmung erneut ab.

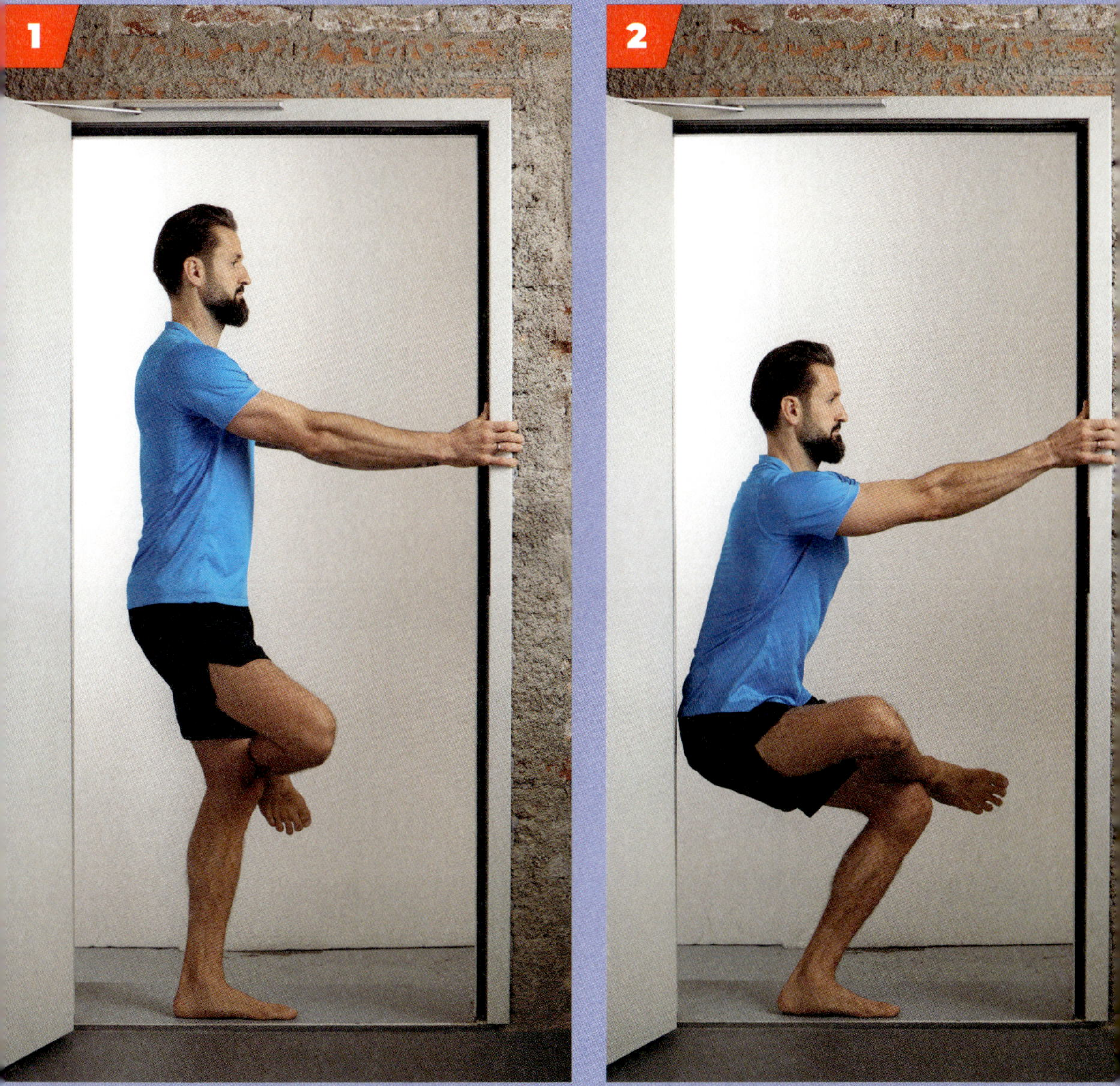
1
2

Dehnen

BRUSTMUSKULATUR UND DIE HINTEREN FASZIENKETTEN ÖFFNEN

1. Stelle dich breitbeinig hin. Verschließe deine Hände hinter deinem Rücken und strecke deine Arme so weit wie möglich nach oben, ohne die Schultern hochzuziehen. Spüre die Dehnung in der Brustmuskulatur oder der vorderen Schulter. Richte deinen Oberkörper so gut wie möglich auf. Atme ein.

2. Neige bei der nächsten Ausatmung deinen Oberkörper langsam und kontrolliert nach vorne. Halte deine Beine gestreckt, deine Arme berühren den Rücken weiterhin nicht. Halte die Position für 30 bis 60 Sekunden und atme ruhig und entspannt weiter.

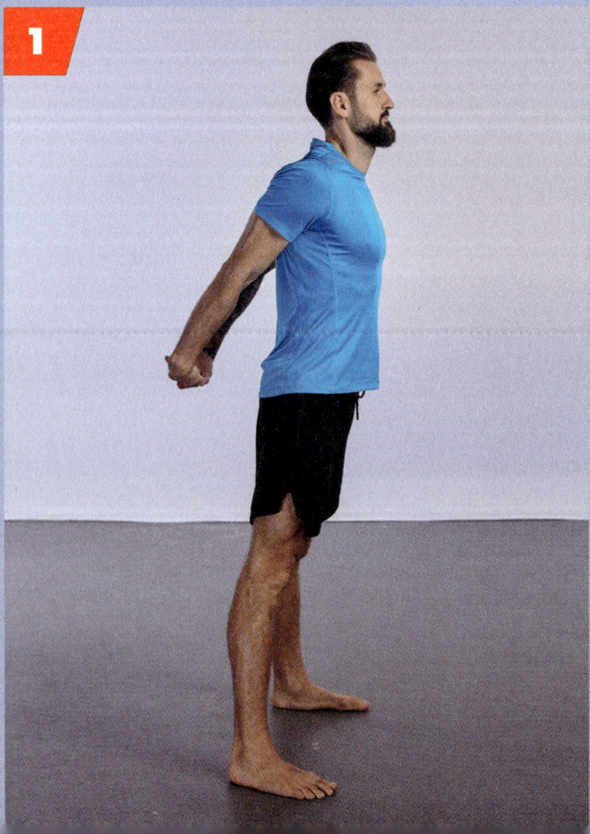

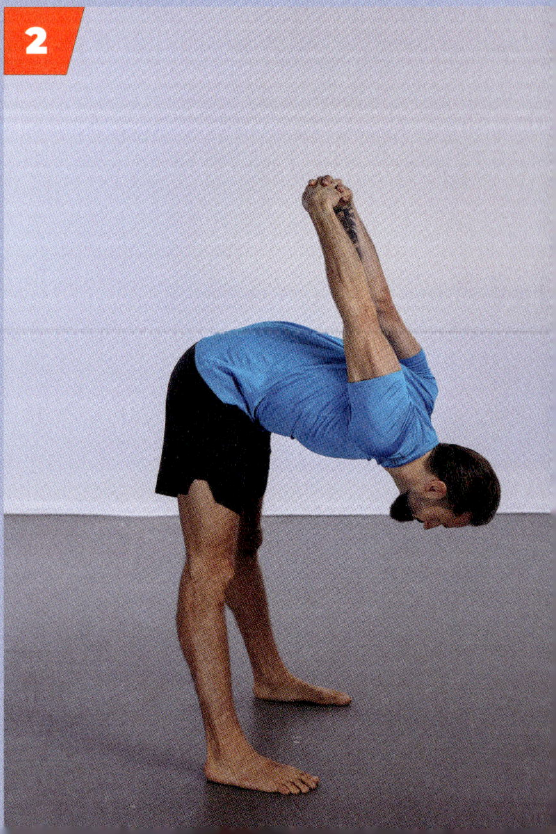

BEFREIE DICH VON SEITLICHEN RÜCKENSCHMERZEN

Dehnen

SEITNEIGE IM SITZEN

1. Setze dich aufrecht auf einen Stuhl. Deine Füße stehen hüftbreit flach auf dem Boden. Halte deinen Rücken gerade und deine Schultern entspannt. Hebe deinen rechten Arm über den Kopf, sodass er neben deinem rechten Ohr ist. Die Handfläche zeigt nach innen. Dein linker Arm ruht locker für mehr Stabilität auf deinem linken Oberschenkel.

2. Beuge deinen Oberkörper langsam nach links, während du den rechten Arm über den Kopf in Richtung der linken Seite führst. Der linke Arm bleibt dabei auf dem Oberschenkel zur Unterstützung. Achte darauf, dass dein rechtes Gesäß fest auf dem Stuhl bleibt und du nicht von der Hüfte abhebst. Spüre die Dehnung entlang der rechten Seite deines Rückens und deiner Taille. Halte für 30 bis 60 Sekunden und atme ruhig weiter. Wiederhole den Ablauf auf der anderen Seite.

Variation

Alternativ kannst du die Übung dynamisch ausführen, indem du bei der Seitneigung ausatmest und bei der Rückkehr in die Ausgangsposition einatmest.

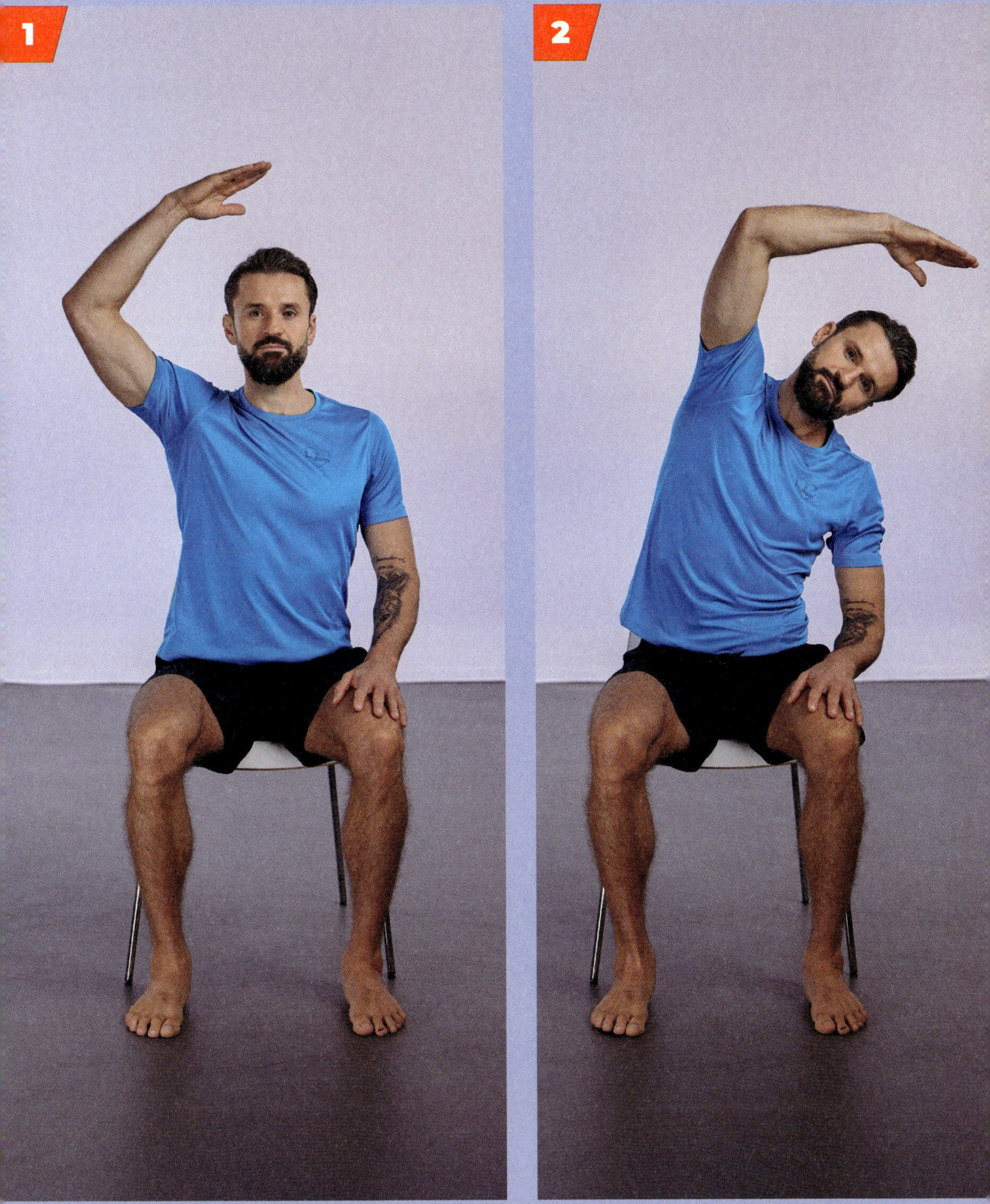
1
2

Dehnen

SEITNEIGE IM SITZEN MIT FESTHALTEN

1. Setze dich aufrecht auf einen Stuhl, die Füße stehen hüftbreit flach auf dem Boden. Halte deinen Rücken gerade und deine Schultern entspannt. Hebe den rechten Arm über den Kopf, sodass er neben deinem rechten Ohr ist. Die Handfläche zeigt nach innen. Halte dich mit dem linken Arm für mehr Stabilität an der rechten Stuhllehne fest.

2. Beuge deinen Oberkörper langsam nach links, während du den rechten Arm über den Kopf in Richtung der linken Seite führst. Halte dich mit der linken Hand weiterhin an der Stuhllehne fest. Achte darauf, dass dein rechtes Gesäß fest auf dem Stuhl bleibt und du nicht von der Hüfte abhebst. Spüre die Dehnung entlang der rechten Seite deines Rückens und deiner Taille. Halte für 30 bis 60 Sekunden und atme ruhig weiter. Wiederhole die Übung auf der anderen Seite.

Variation

Alternativ kannst du die Übung dynamisch ausführen, indem du bei der Seitneigung ausatmest und bei der Rückkehr in die Ausgangsposition einatmest.

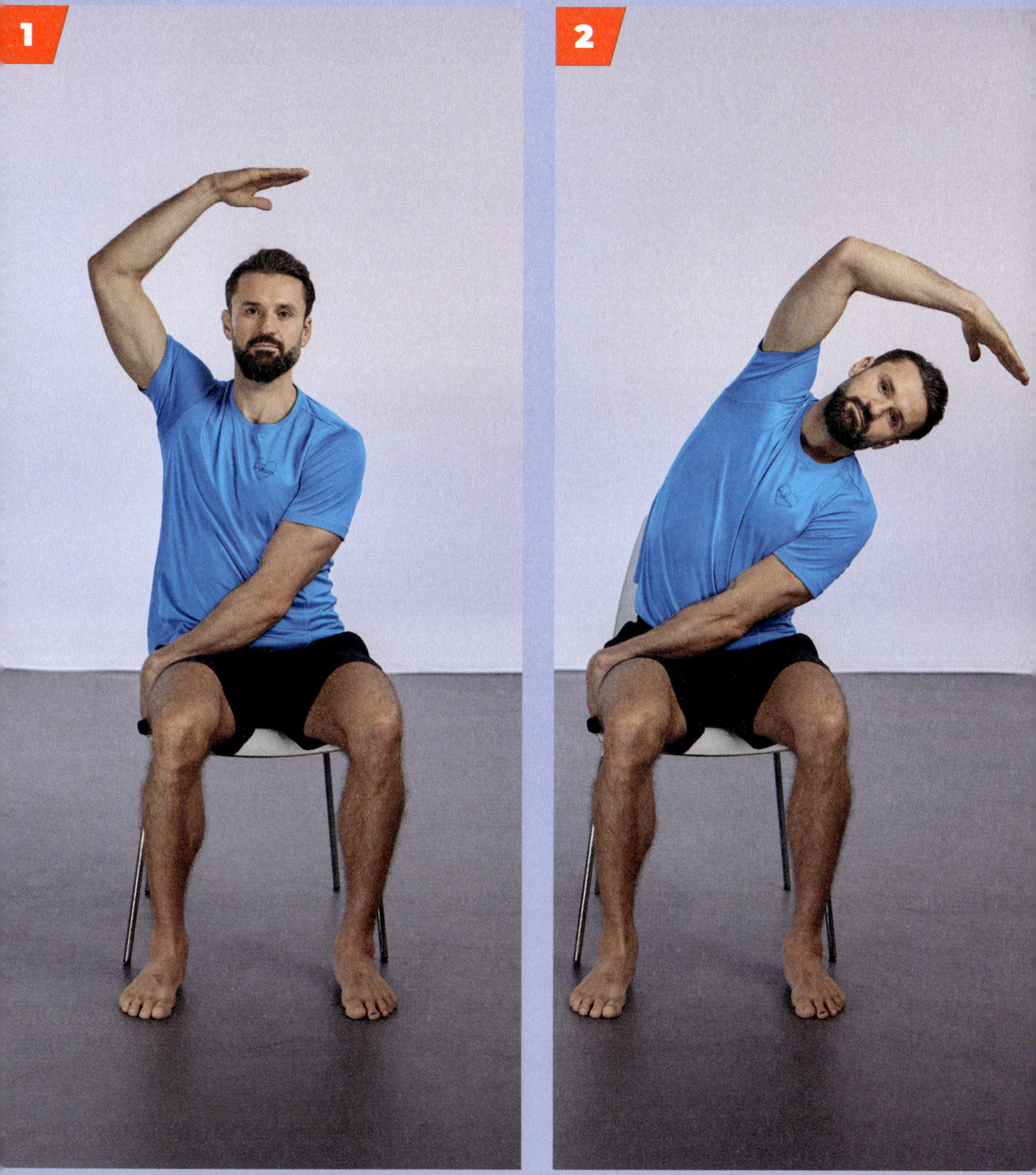
1
2

Dehnen

SEITNEIGE IM STEHEN

1. Stelle dich aufrecht hin, die Beine sind weit gespreizt, etwa doppelt so breit wie deine Hüften. Deine Füße zeigen für mehr Stabilität leicht nach außen. Halte deinen Rücken gerade und die Schultern entspannt. Hebe deinen rechten Arm über den Kopf, sodass er neben deinem rechten Ohr ist, die Handfläche zeigt nach innen. Der linke Arm bleibt locker an deiner Seite oder ruht auf deinem Oberschenkel, um dich zu stützen.

2. Führe deinen rechten Arm über deinen Kopf und neige deinen Oberkörper so nach links. Deine Hüften bleiben stabil und sollten nicht nach vorne kippen. Dein Oberkörper bewegt sich ausschließlich seitlich. Spüre die Dehnung entlang der rechten Seite deines Oberkörpers, besonders in der Taille und im seitlichen Rückenbereich. Halte für 30 bis 60 Sekunden und atme gleichmäßig weiter. Wiederhole die Übung auf der anderen Seite.

Variation

Für eine dynamische Variante bringst du deinen Oberkörper während der Einatmung in die Ausgangsposition zurück. Beim Ausatmen neigst du dich erneut zur Seite.

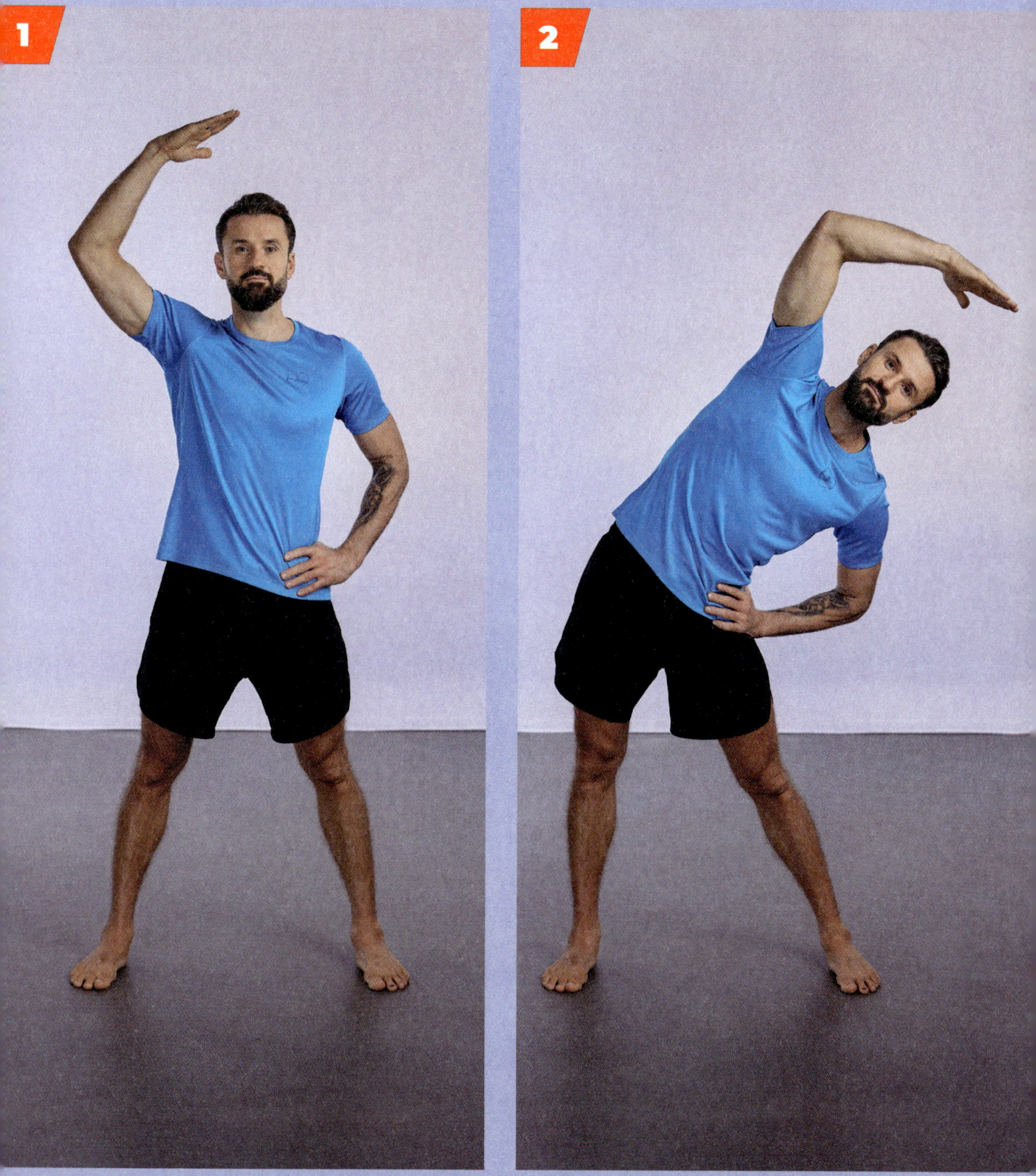
1
2

Dehnen

SEITNEIGE AN DER WAND

1. Stelle dich mit der linken Seite deines Körpers etwa einen Meter entfernt parallel zu einer Wand auf. Kreuze dein rechtes Bein vor deinem linken und verteile dein Gewicht gleichmäßig auf beide Füße. Hebe deinen rechten Arm über den Kopf auf Höhe deines rechten Ohrs, die Handfläche zeigt nach innen. Die linke Hand kannst du für mehr Stabilität an der Wand abstützen.

2. Führe deinen rechten Arm über dem Kopf in Richtung Wand und beuge deinen Oberkörper zur linken Seite. Halte die Hüften stabil und spüre die Dehnung in der rechten Seite deines Oberkörpers, besonders in der Taille und im seitlichen Rücken. Dein Oberkörper bleibt gerade und neigt sich nicht nach vorne oder hinten. Der linke Arm ist leicht gebeugt. Halte die Dehnung für 30 bis 60 Sekunden, während du ruhig weiteratmest. Wechsle anschließend die Seiten, indem du das linke Bein vor das rechte kreuzt und die Dehnung zur rechten Seite durchführst.

Variation

Führe die Bewegung dynamisch aus. Bringe dafür deinen Oberkörper während der Einatmung in die Ausgangsposition. Beim Ausatmen erfolgt wieder eine Seitneige zur Wand.

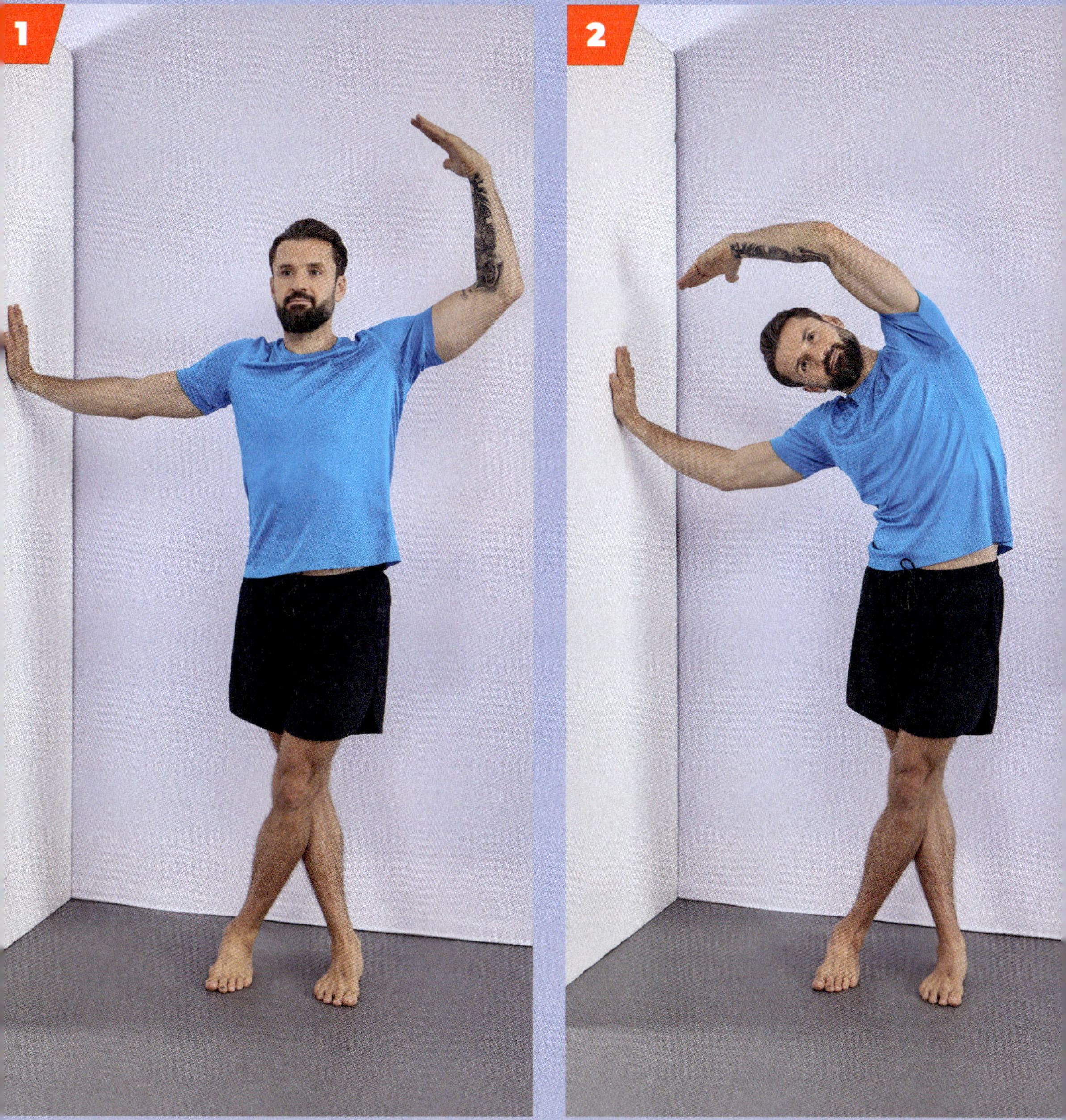
1
2

Dehnen

SEITNEIGE AN DER WAND MIT ABGESTÜTZTEM UNTERARM

1. Stelle dich hüftbreit mit der linken Seite deines Körpers etwa einen Meter entfernt parallel zu einer Wand auf. Hebe deinen rechten Arm über den Kopf neben dein rechtes Ohr, die Handfläche zeigt nach innen. Stütze dich mit dem linken Unterarm an der Wand ab.

2. Führe deinen rechten Arm über den Kopf in Richtung Wand und beuge deinen Oberkörper somit sanft nach links. Halte die Hüften stabil und spüre die Dehnung in der rechten Seite deines Oberkörpers, besonders in der Taille und im seitlichen Rücken. Achte darauf, dass dein Oberkörper gerade bleibt und sich nicht nach vorne oder hinten neigt. Halte die Dehnung für 30 bis 60 Sekunden, während du ruhig weiteratmest. Wiederhole den Ablauf auf der anderen Seite.

Variation

Führe die Bewegung dynamisch aus, indem du deinen Oberkörper während der Einatmung in die Ausgangsposition zurückbringst. Beim Ausatmen erfolgt wieder eine Seitneige zur Wand.

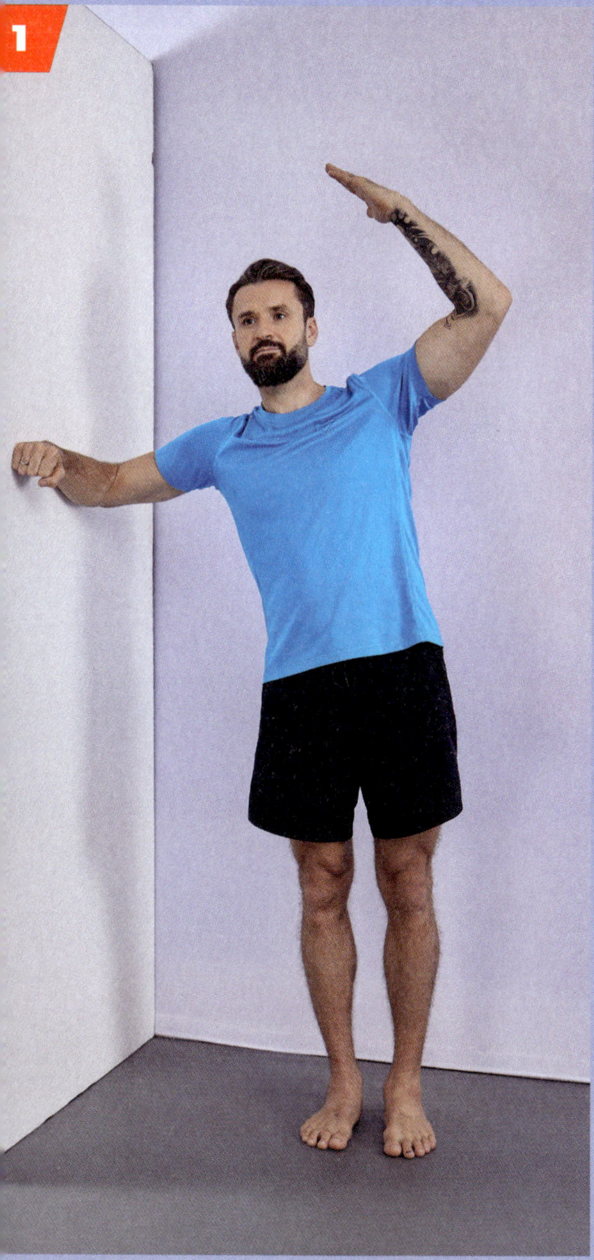
1

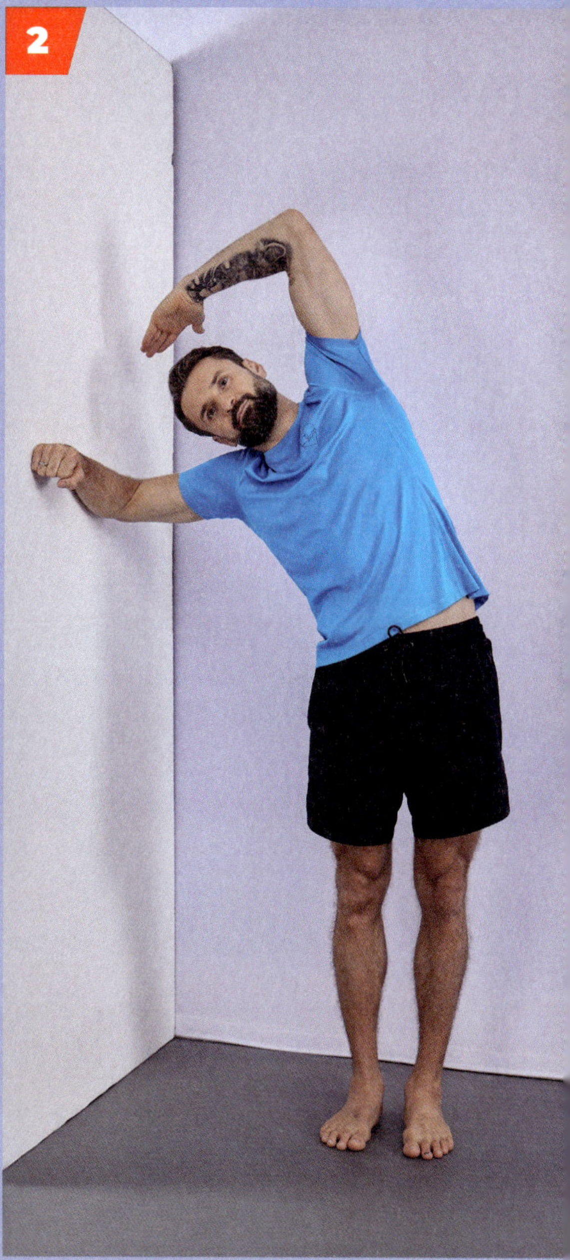
2

Dehnen

SEITNEIGE MIT ELLENBOGENZUG

1. Stelle dich aufrecht hin, die Füße etwa schulterbreit auseinander und halte deinen Rücken gerade. Hebe beide Arme über deinen Kopf. Beuge deinen rechten Arm und greife mit deiner linken Hand den rechten Ellenbogen. Ziehe diesen nun sanft zur linken Seite, um eine Dehnung in der rechten Schulter und im seitlichen Rückenbereich zu spüren.

2. Beuge deinen Oberkörper langsam nach links, während du weiterhin sanften Druck auf den rechten Ellenbogen ausübst. Deine Hüften bleiben stabil und du neigst dich nur aus der Taille heraus zur Seite. Spüre die Dehnung entlang der rechten Seite deines Oberkörpers und in der Taille. Halte die Position für 30 bis 60 Sekunden, während du ruhig weiteratmest. Achte darauf, dass dein Oberkörper nicht nach vorne kippt, sondern seitlich bleibt. Wechsle anschließend die Seiten.

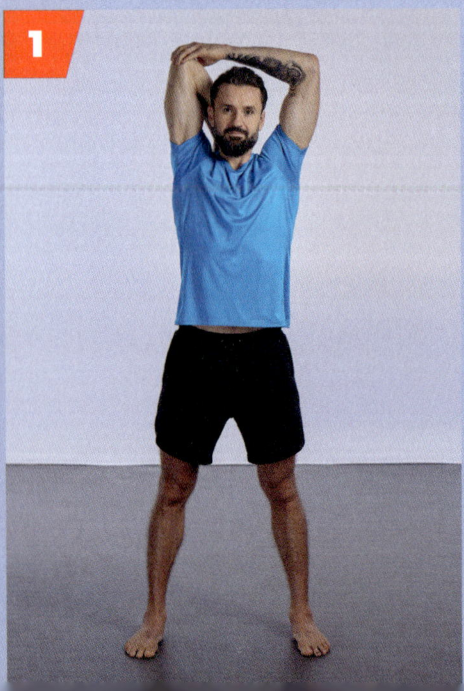

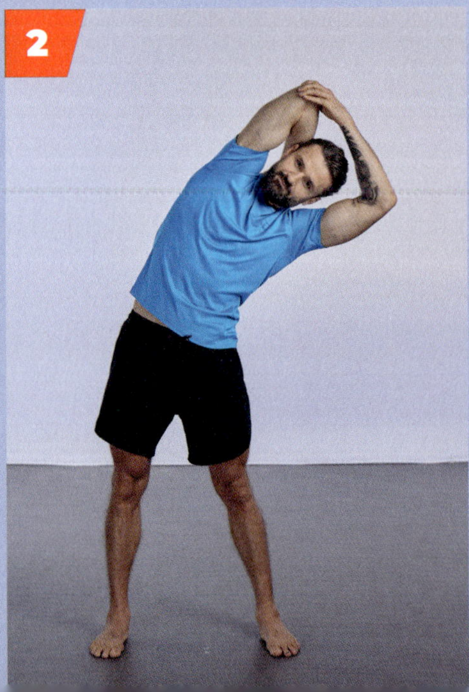

Dehnen

SEITNEIGE AM TÜRRAHMEN

1. Stelle dich seitlich neben einen stabilen Türrahmen. Hebe den äußeren Arm nach oben, greife mit der Hand den Türrahmen über deinem Kopf und halte dich gut fest. Halte dich mit der Hand, die sich innen befindet, weiter unten am Türrahmen fest. Positioniere deine Füße nahe am Türrahmen und halte sie zusammen.

2. Neige deinen Oberkörper langsam und kontrolliert vom Türrahmen weg, indem du dich mit beiden Händen am Türrahmen festhältst. Deine Füße bleiben die ganzen Zeit fest am Boden. Halte deine Arme gestreckt, um die Dehnung zu intensivieren. Bewege deine Hüfte leicht zur Seite, um eine tiefere Dehnung in der seitlichen Rumpfmuskulatur zu spüren. Halte die Dehnung für 30 bis 60 Sekunden, atme tief und gleichmäßig. Spüre die Dehnung in der seitlichen Rumpfmuskulatur, den Hüften und dem oberen Rücken. Wiederhole die Übung auf der anderen Seite.

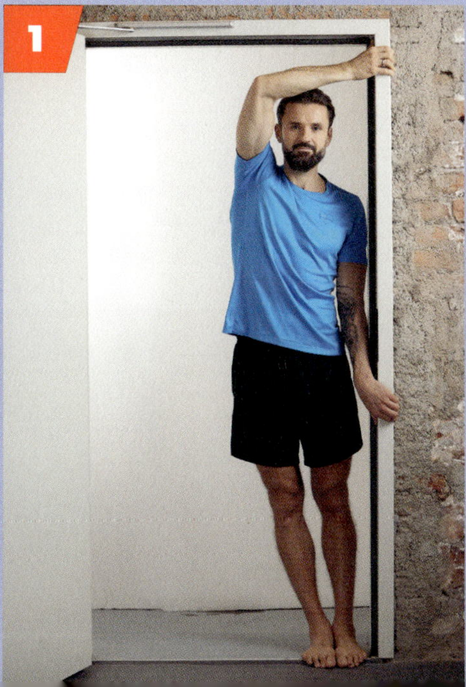

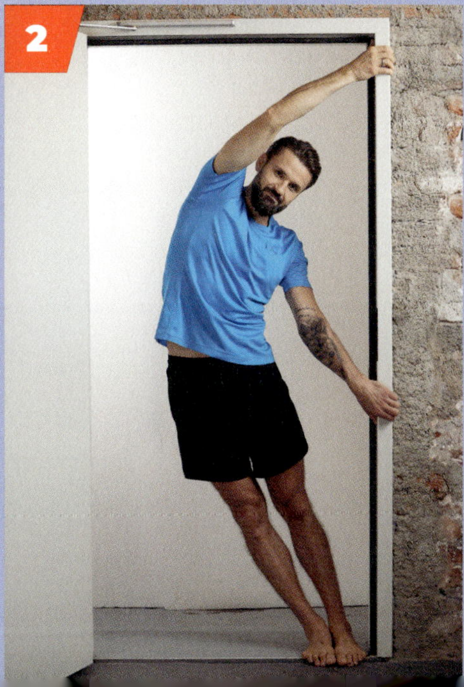

Mobility

DYNAMISCHE AUSSENROTATION AM TÜRGRIFF

1. Stelle dich seitlich neben eine Tür mit beiden Beinen breit auseinander. Neige deinen Oberkörper zur Seite und greife mit beiden Händen den Türgriff fest. Wichtig: Die äußere Hand sollte oben aufliegen. Halte deine Beine währenddessen gerade. Atme ein.

2. Drehe bei der nächsten Ausatmung deinen Oberkörper so weit wie möglich nach außen auf, deine Arme bleiben gestreckt. Bei der Einatmung drehst du den Oberkörper wieder nach unten. Während der Außenrotation solltest du einen Muskelzug in der seitlichen Rückenmuskulatur oder unterhalb der Schulter am oberen Rücken verspüren. Führe die Übung langsam und kontrolliert für 60 Sekunden aus. Wiederhole die Übung auf der anderen Seite.

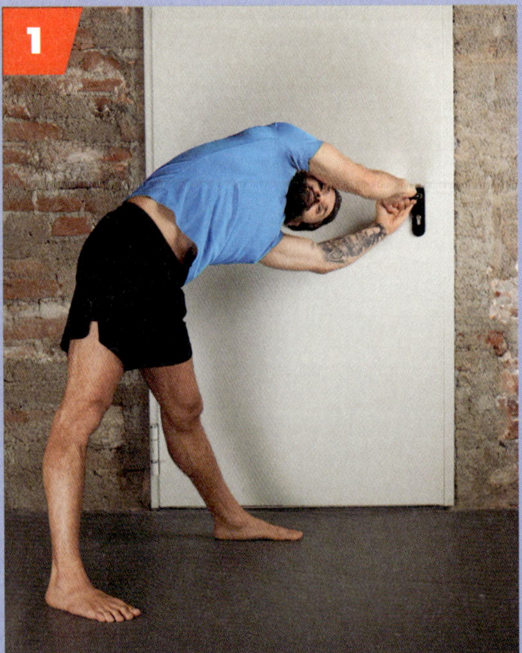

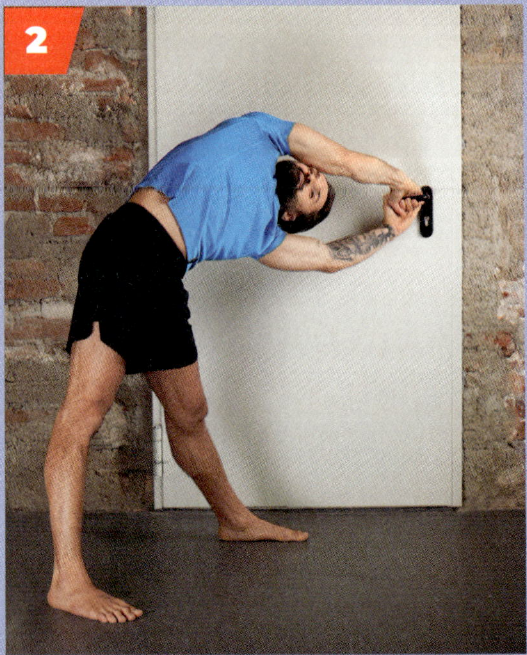

Mobility

WINDMÜHLE

1. Stelle dich aufrecht hin, die Füße sind etwas breiter als hüftbreit auseinander. Die Fußspitzen zeigen leicht nach außen. Strecke beide Arme seitlich parallel zum Boden aus. Die Handflächen zeigen nach vorne.

2. Beuge dich aus der Hüfte nach vorne, während du deine rechte Hand in Richtung des linken Fußes führst. Dein linker Arm bleibt dabei gestreckt und zeigt senkrecht nach oben. Der Kopf folgt der Drehung des Oberkörpers, sodass du nach oben in Richtung deiner linken Hand schaust. Atme beim Aufdrehen immer durch den Mund aus, um die Bewegung zu unterstützen.

3. Wiederhole die Bewegung auf der anderen Seite, indem du dich nach links drehst und die linke Hand in Richtung des rechten Fußes führst. Achte auf eine langsame und kontrollierte Bewegung. Führe im Wechsel 10 bis 15 Wiederholungen pro Seite durch.

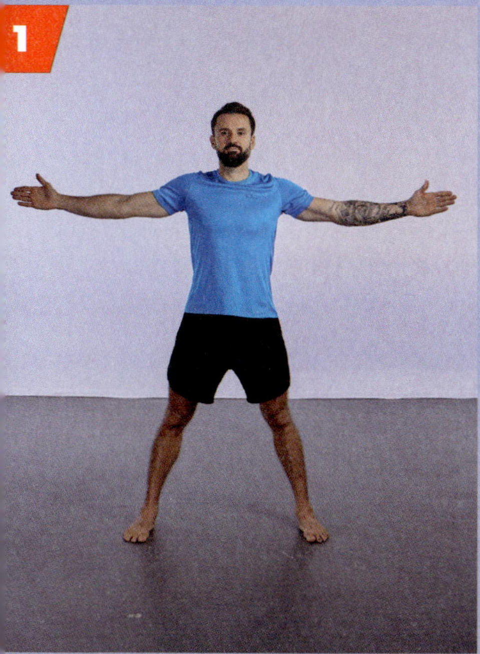

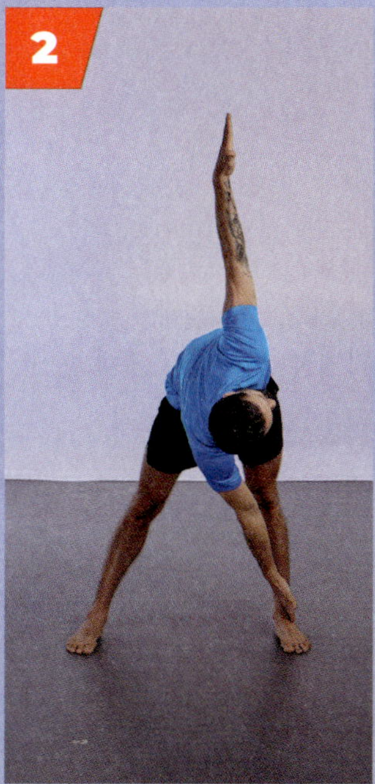

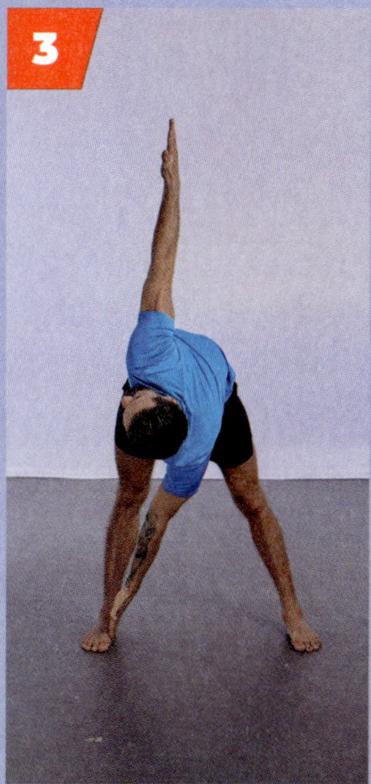

Mobility

OBERKÖRPER-DREHUNG IM STEHEN

1. Stelle dich aufrecht hin, die Beine sind etwas breiter als hüftbreit aufgestellt. Kreuze deine Arme vor deinem Oberkörper. Der linke Arm ist dabei vorne, die linke Schulter bleibt entspannt. Die rechte Hand berührt die linke Schulter.

2. Drehe deinen Oberkörper langsam nach rechts außen. Atme tief durch den Mund aus, während du die Drehung ausführst. Bei der Einatmung bringst du den Oberkörper kontrolliert in die Ausgangsposition zurück.

3. Wechsle die Seite, indem du den rechten Arm vorne überkreuzt und die Drehung nach links ausführst. Achte auch hier auf eine entspannte Schulterhaltung und eine gleichmäßige Atmung. Führe die Übung für 30 bis 60 Sekunden pro Seite aus, wobei du langsam und kontrolliert arbeitest.

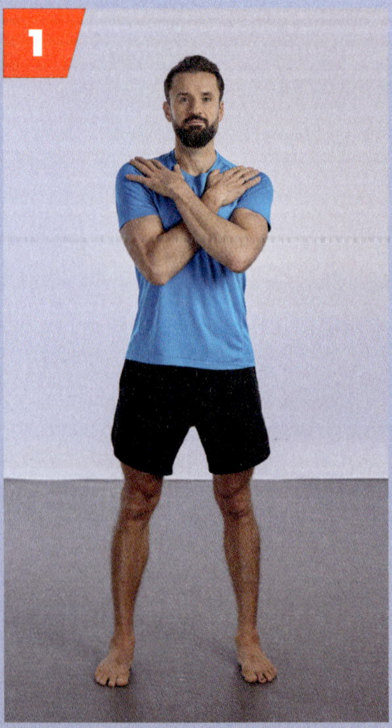

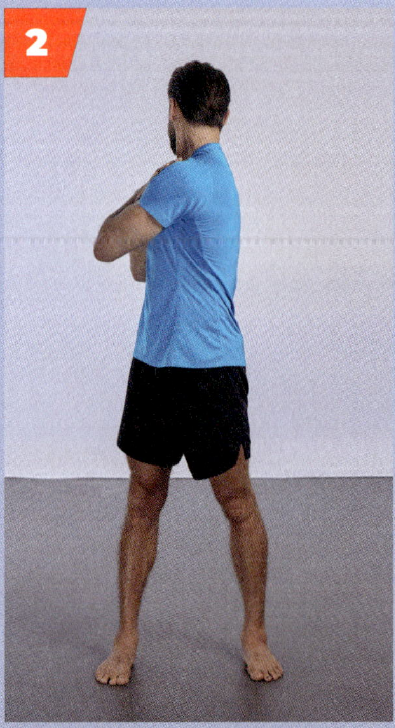

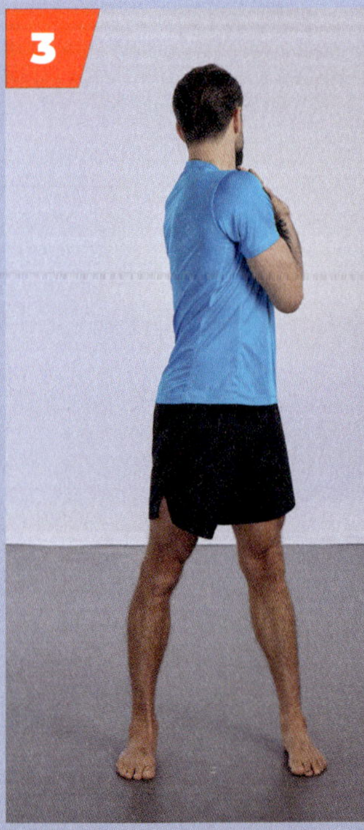

NIE WIEDER VERSPANNT ZWISCHEN DEN SCHULTERBLÄTTERN

Mobility

SCHULTERKREISEN IM SITZEN MIT AUSGESTRECKTEN ARMEN

Setze dich aufrecht auf einen stabilen Stuhl, die Füße stehen hüftbreit flach auf dem Boden. Halte den Rücken gerade und die Schultern entspannt. Strecke beide Arme parallel zum Boden gerade nach vorne aus. Deine Handflächen zeigen zueinander. Beginne, kleine Kreise mit deinen Schultern zu machen, während deine Arme ausgestreckt bleiben. Führe die Kreise langsam und kontrolliert aus, als würdest du mit den Schultern »zeichnen«. Der Bewegungsumfang kann klein beginnen und mit der Zeit etwas größer werden, aber die Arme bleiben während der gesamten Übung gestreckt und stabil. Führe die Kreise 30 bis 60 Sekunden lang in eine Richtung aus. Danach wechselst du die Richtung und kreist 30 bis 60 Sekunden in die entgegengesetzte Richtung.

Hinweise zur Ausführung

- Achte darauf, während der gesamten Übung gleichmäßig zu atmen.
- Spüre die Aktivierung der Schultermuskulatur und halte die Bewegungen langsam und kontrolliert.

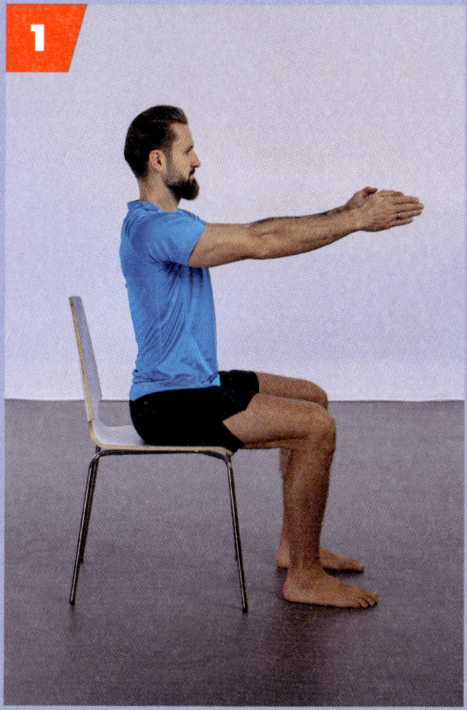
1
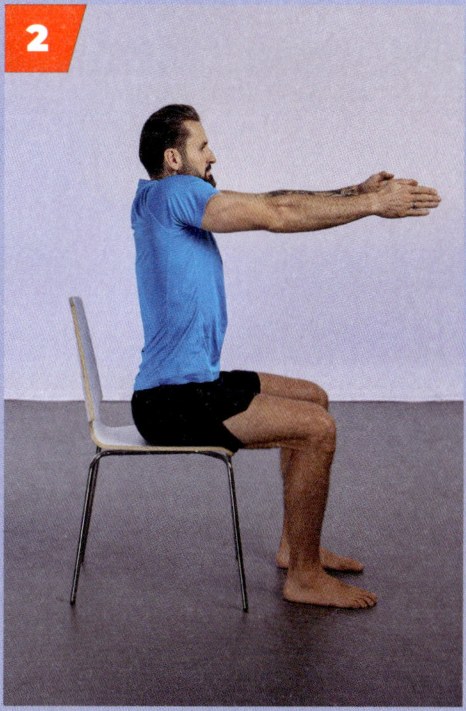
2
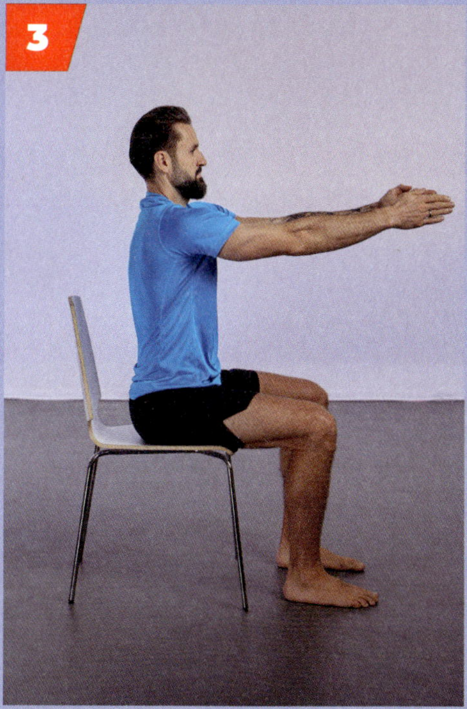
3
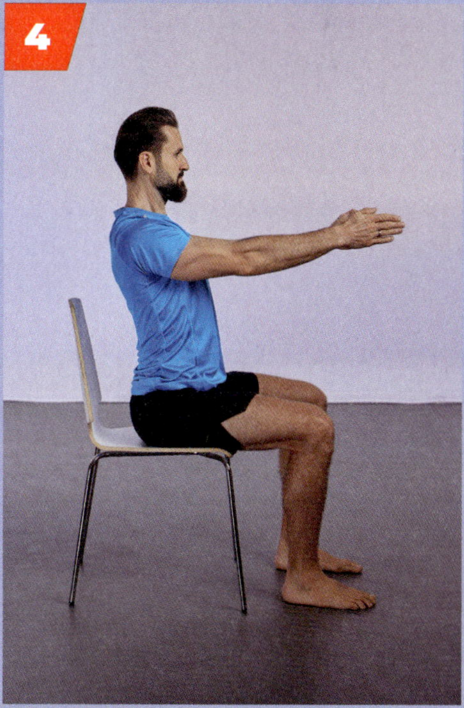
4

Mobility

OBERKÖRPERDREHUNG AN EINER WAND

1. Stelle dich hüftbreit etwa einen halben Meter entfernt mit dem Rücken zu einer Wand. Deine Knie sind leicht gebeugt und dein Gewicht ist gleichmäßig auf beide Füße verteilt. Halte deinen Oberkörper aufrecht und die Schultern entspannt. Deine Arme und Ellenbogen sind angewinkelt, die Hände befinden sich etwa auf Brusthöhe.

2. Beginne, deinen Oberkörper langsam zur rechten Seite zu drehen, sodass er sich in Richtung der Wand bewegt. Deine Hüften bleiben stabil und zeigen nach vorne, die Drehung erfolgt ausschließlich im Oberkörper. Drehe dich so weit wie möglich, bis deine Hände die Wand berühren. Deine Arme bleiben während der Bewegung angewinkelt. Drehe den Oberkörper wieder zurück zur Mitte, ohne die Hüften zu bewegen.

3. Führe nun die Drehung zur linken Seite aus, indem du den Oberkörper langsam und kontrolliert in Richtung der Wand bewegst. Führe die Übung für 30 bis 60 Sekunden durch, wechsle dabei die Seiten gleichmäßig.

Hinweise zur Ausführung

- Achte darauf, den Rücken gerade zu halten und die Schulterblätter leicht nach hinten zu ziehen, um die Bewegung zu stabilisieren.
- Die Bewegung sollte langsam und kontrolliert ausgeführt werden, während du ruhig atmest.

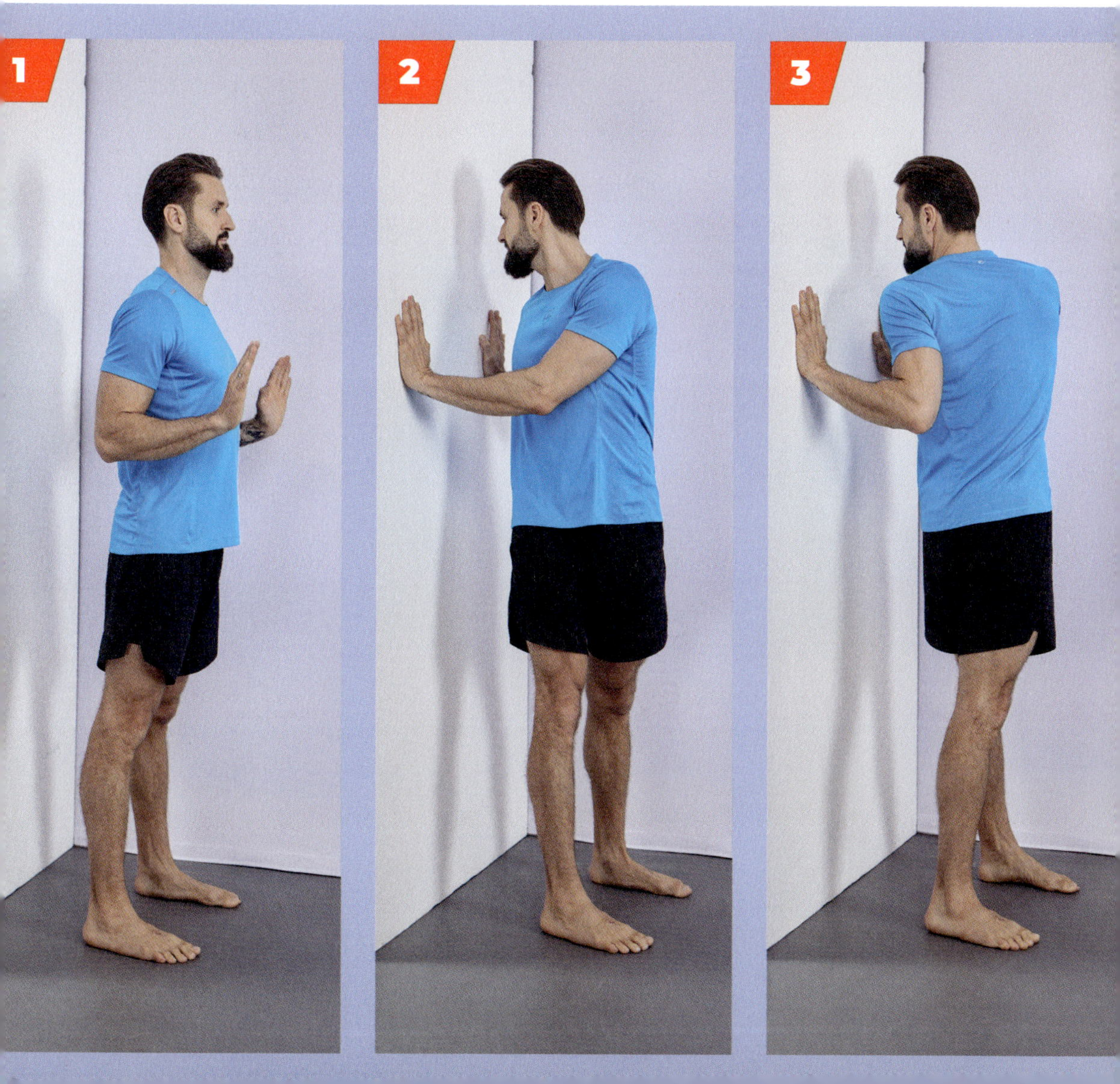

Mobility

VORBEUGE UND BRUSTÖFFNUNG

1. Setze dich aufrecht auf einen Stuhl, die Füße stehen fest auf dem Boden. Der Rücken ist gerade. Lege beide Hände hinter den Kopf, die Finger sind verschränkt oder locker an den Hinterkopf angelehnt. Die Ellenbogen sind nach außen gespreizt und deine Brust ist geöffnet.

2. Beuge deinen Oberkörper langsam nach vorne, als ob du dich in Richtung deiner Oberschenkel sinken lässt. Mache dabei bewusst einen Rundrücken, indem du den oberen Rücken rundest und die Schultern nach vorne bringst. Ziehe die Ellenbogen sanft zusammen, damit sie sich vor deinem Gesicht einander nähern oder fast berühren. Atme dabei sanft aus.

3. Richte deinen Oberkörper langsam wieder auf. Während du dich aufrichtest, öffne deine Ellenbogen weit nach außen, strecke die Brust stolz nach vorne und ziehe die Schultern leicht nach hinten. Atme ein und spüre dabei die Dehnung im Brustbereich und in den Schultern. Führe diese Übung langsam und kontrolliert für 30 bis 60 Sekunden in einem fließenden Rhythmus durch.

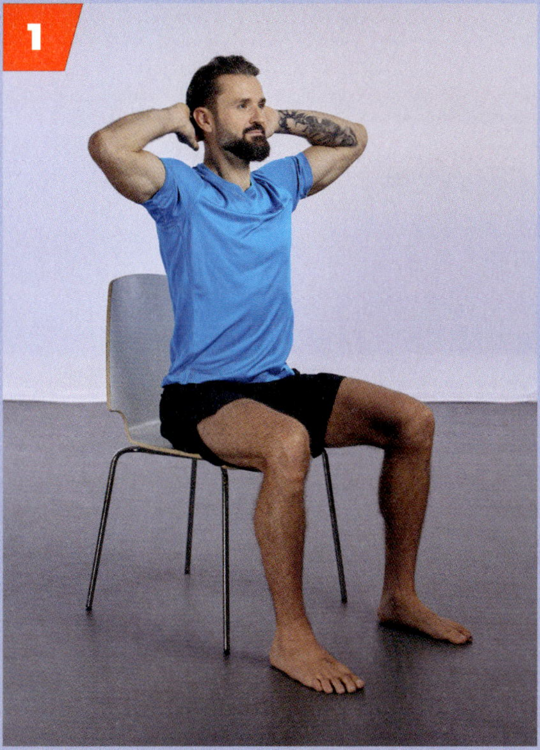
1

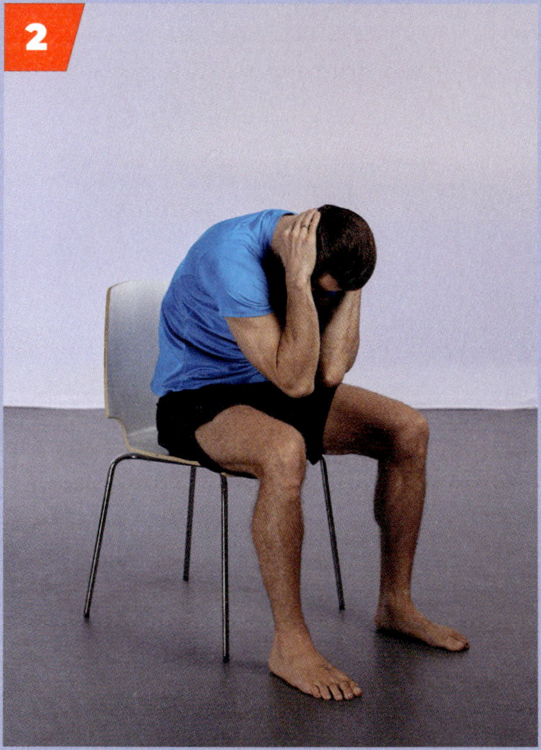
2

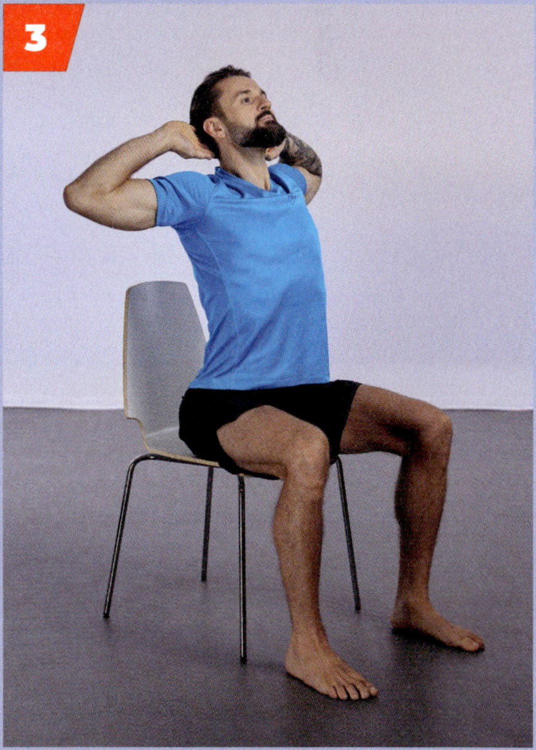
3

Mobility

VORBEUGE IM SITZEN MIT ÜBERKREUZTEN ARMEN

1. Setze dich aufrecht auf einen stabilen Stuhl. Die Beine sind weit gespreizt, die Füße stehen flach auf dem Boden. Lege deine Arme überkreuzt auf deinen Oberschenkeln ab, deine Handrücken ruhen flach auf den Oberschenkeln. Atme tief ein und halte den Rücken aufrecht.

2. Beginne mit der Ausatmung, deinen Oberkörper langsam und kontrolliert nach vorne zwischen deine Beine zu neigen. Lasse deinen Rücken sanft rund werden, während du dich nach vorne beugst. Deine Arme bleiben überkreuzt auf den Oberschenkeln und die Hände gleiten sanft mit, ohne ihre Position zu verändern. Lasse deinen Kopf und Nacken in der Vorbeuge entspannt hängen und spüre die Dehnung entlang des unteren Rückens und zwischen den Schulterblättern. Richte deinen Oberkörper bei der nächsten Einatmung wieder auf. Wiederhole diesen Ablauf für 30 bis 60 Sekunden.

Hinweis zur Ausführung

Führe diese Bewegung langsam und kontrolliert durch. Achte darauf, dass du entspannt atmest und die Dehnung im Rücken bewusst wahrnimmst.

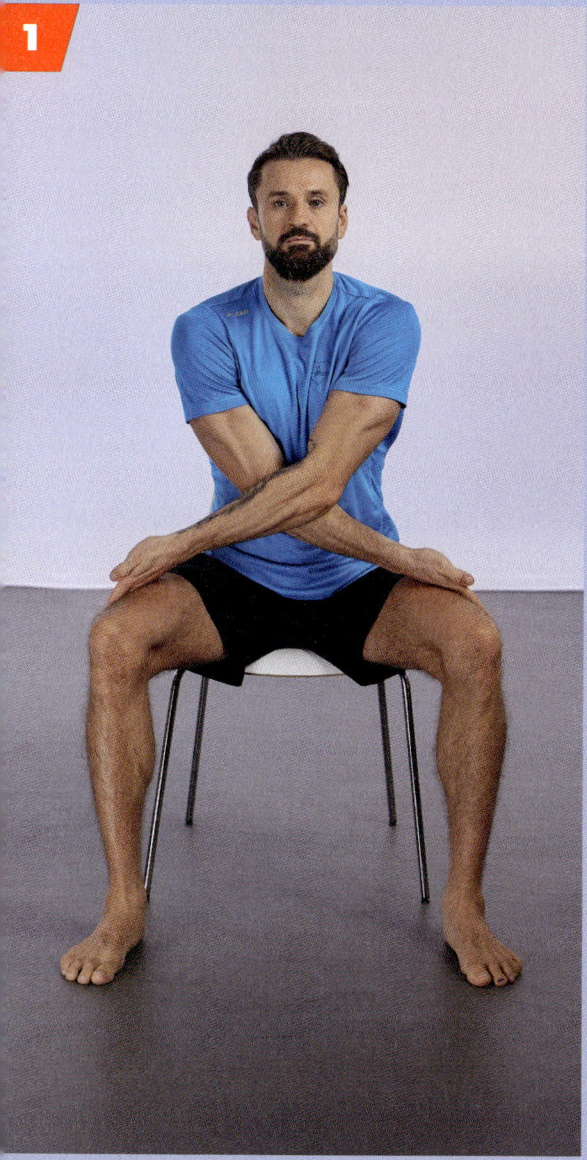
1

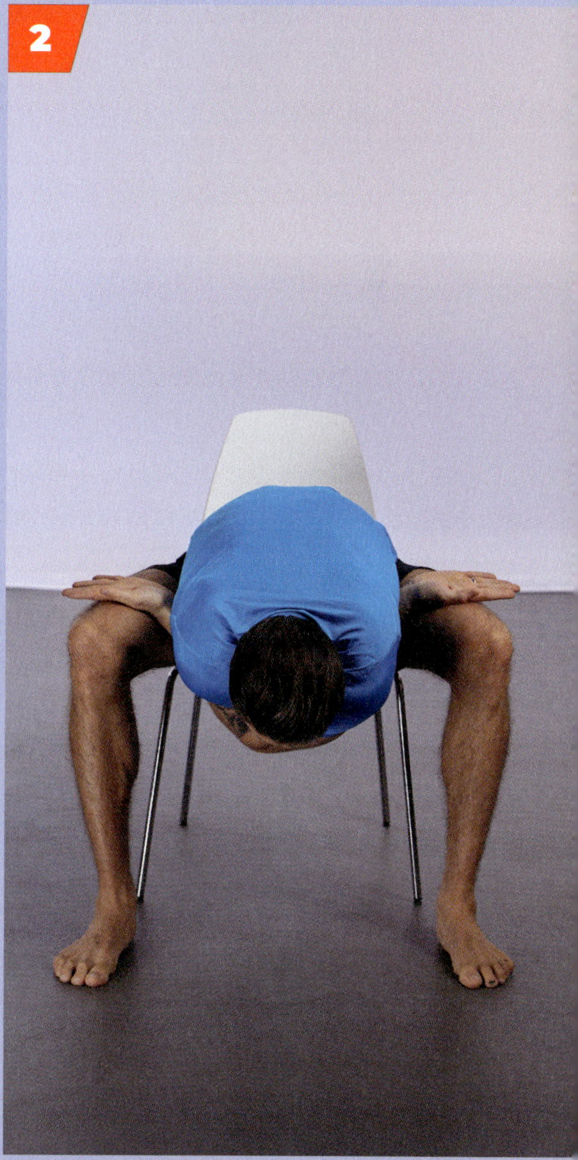
2

Mobility

RUNDRÜCKEN UND SCHULTERBLÄTTER ZUSAMMENZIEHEN

1. Stelle dich aufrecht hin, die Füße sind etwa hüftbreit auseinander. Dein Gewicht ist gleichmäßig auf beide Füße verteilt. Lege deine Hände auf den unteren Rücken, die Handflächen ruhen auf deinem Rücken und die Fingerspitzen zeigen nach unten. Die Ellenbogen streckst du leicht angewinkelt nach außen.

2. Atme ein und beginne, deinen oberen Rücken zu runden, indem du die Schultern sanft nach vorne ziehst und die Ellenbogen leicht nach innen bringst. Der Kopf neigt sich leicht nach unten, das Kinn geht zur Brust. Spüre, wie sich der obere Rücken rundet, während du die Schulterblätter auseinanderziehst und die Spannung im Rücken wahrnimmst.

3. Atme aus und richte deinen Oberkörper langsam wieder auf. Öffne deine Brust und ziehe deine Schulterblätter nach hinten zusammen. Spreize deine Ellenbogen dabei weit nach außen, um die Dehnung in der Brust und den Schultern zu intensivieren. Dein Brustkorb hebt sich und du spürst eine sanfte Aktivierung der oberen Rückenmuskulatur, während die Schultern nach hinten gezogen werden. Führe diese Übung für 30 bis 60 Sekunden durch, um die Flexibilität im Rücken und in den Schultern zu fördern.

Hinweise zur Ausführung

- Achte darauf, dass die Bewegung fließend erfolgt und der Atem die Bewegung begleitet: Einatmen beim Rundrücken, Ausatmen beim Öffnen der Brust.
- Führe den Wechsel zwischen dem Rundrücken und dem Öffnen der Brust langsam und kontrolliert durch.

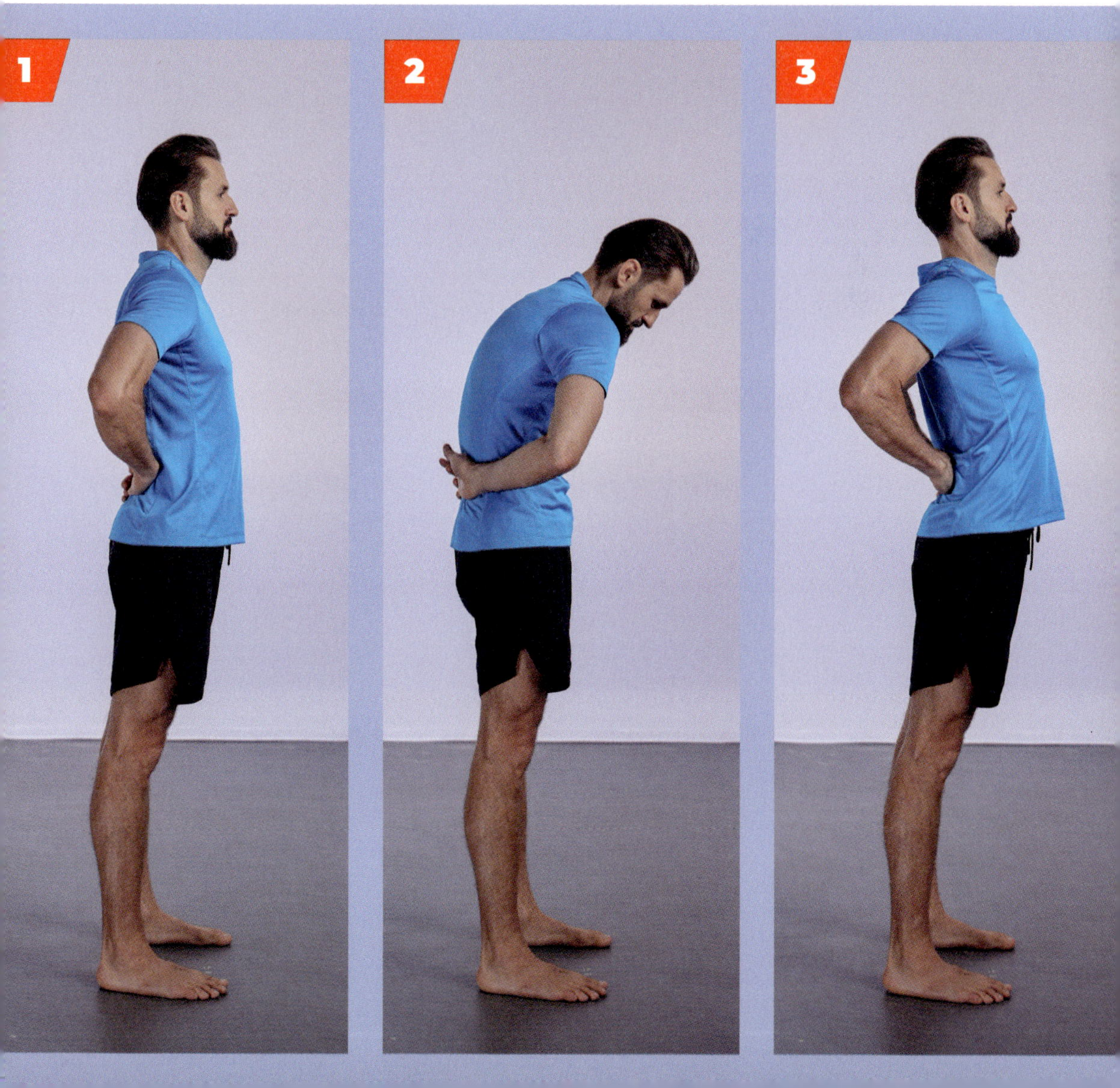

Mobility

WIRBELSÄULEN-STRECKUNG IM SITZEN

1. Platziere einen Stuhl etwa einen halben Meter von einem Tisch entfernt. Setze dich aufrecht auf den Stuhl. Die Füße stehen flach auf dem Boden, die Beine sind hüft- bis schulterbreit auseinander. Lehne dich leicht nach vorne, damit du beide Ellenbogen auf den Tisch ablegen kannst. Die Hände sind hinter dem Kopf entweder verschränkt oder ruhen locker im Nacken.

2. Atme tief ein und richte dich leicht auf, spüre dabei die Länge in deiner Wirbelsäule. Beim Ausatmen senke deinen Oberkörper langsam nach unten ab, indem du deine Hüften nach hinten verlagerst und deine Wirbelsäule in die Länge ziehst. Lasse deinen Oberkörper tiefer zwischen die Beine sinken, während die Ellenbogen auf dem Tisch und die Hände im Nacken bleiben. Dein Rücken ist gerade. Spüre die Dehnung im unteren Rücken, in der Brustwirbelsäule und in den Schultern. Atme tief ein und richte den Oberkörper langsam Wirbel für Wirbel wieder auf. Wiederhole die Bewegung für 30 bis 60 Sekunden in einem fließenden Rhythmus.

Hinweis zur Ausführung

Achte darauf, bei jeder Ausatmung den Oberkörper etwas weiter abzusenken, um die Wirbelsäule sanft zu strecken und die Dehnung zu vertiefen.

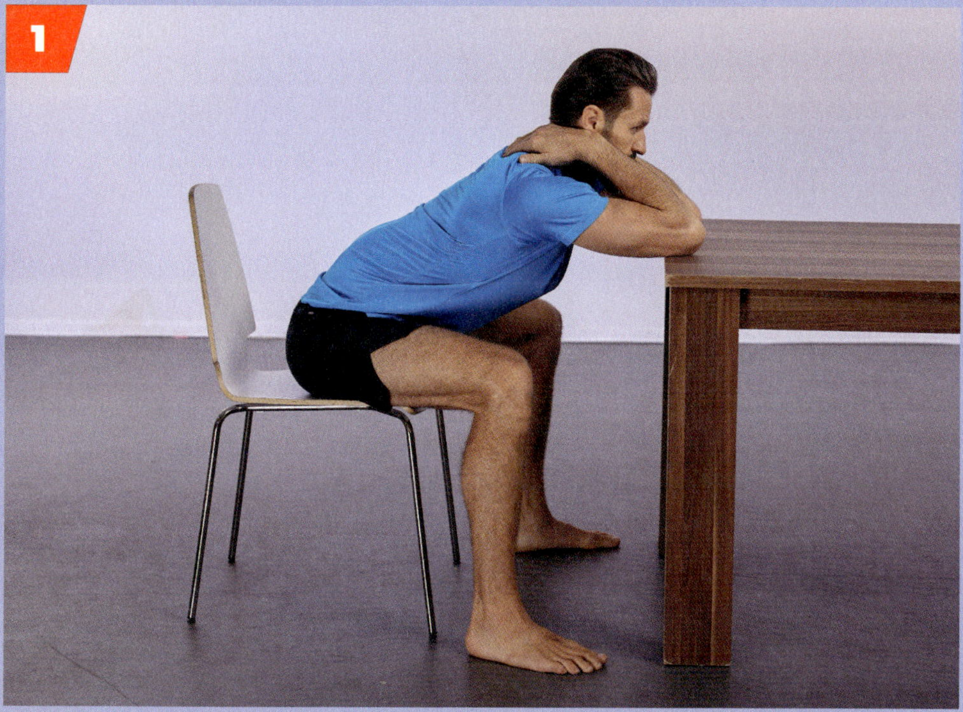
1

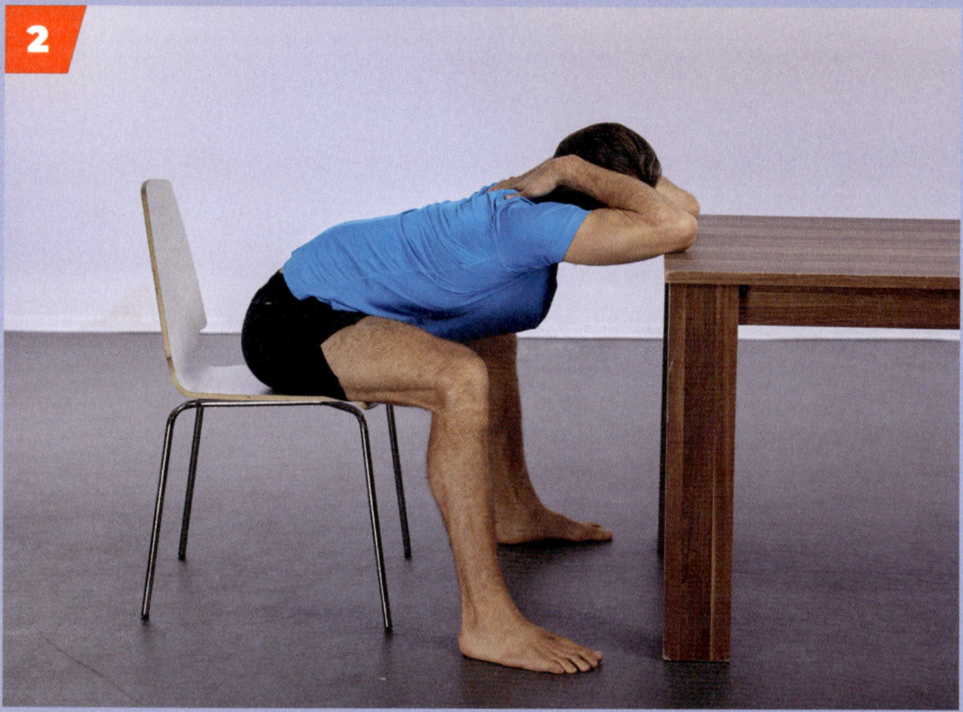
2

Mobility

BRUSTDEHNUNG MIT VERSCHRÄNKTEN HÄNDEN

1. Setze dich aufrecht auf einen Stuhl oder Hocker ohne Rückenlehne, die Füße stehen hüftbreit flach auf dem Boden. Achte darauf, dass dein Rücken gerade ist. Verschließe deine Hände hinter deinem Rücken, die Finger greifen ineinander. Deine Arme sind gestreckt, die Handflächen zeigen zueinander oder leicht nach unten. Ziehe deine Schultern sanft nach unten und hinten, weg von den Ohren. Die Schultern bleiben während der gesamten Übung entspannt und werden nicht hochgezogen. Strecke die Arme hinter dir so weit wie möglich, ohne dabei den Oberkörper nach vorne zu neigen. Dein Brustkorb bleibt geöffnet und dein Blick ist geradeaus gerichtet.

2. Beginne beim Ausatmen die gestreckten Arme so weit wie möglich nach oben zu heben, während die Hände hinter deinem Rücken verschlossen bleiben. Spüre die Dehnung in den Schultern, der Brust und den Armen. Achte darauf, dass du die Schultern nicht nach oben zu den Ohren ziehst, sondern sie tief und entspannt hältst. Die Bewegung kommt ausschließlich aus den Armen. Senke die Arme bei der nächsten Einatmung langsam wieder ab. Führe die Übung für 30 bis 60 Sekunden aus.

Hinweis zur Ausführung

Führe diesen Ablauf langsam und kontrolliert durch, atme tief und gleichmäßig.

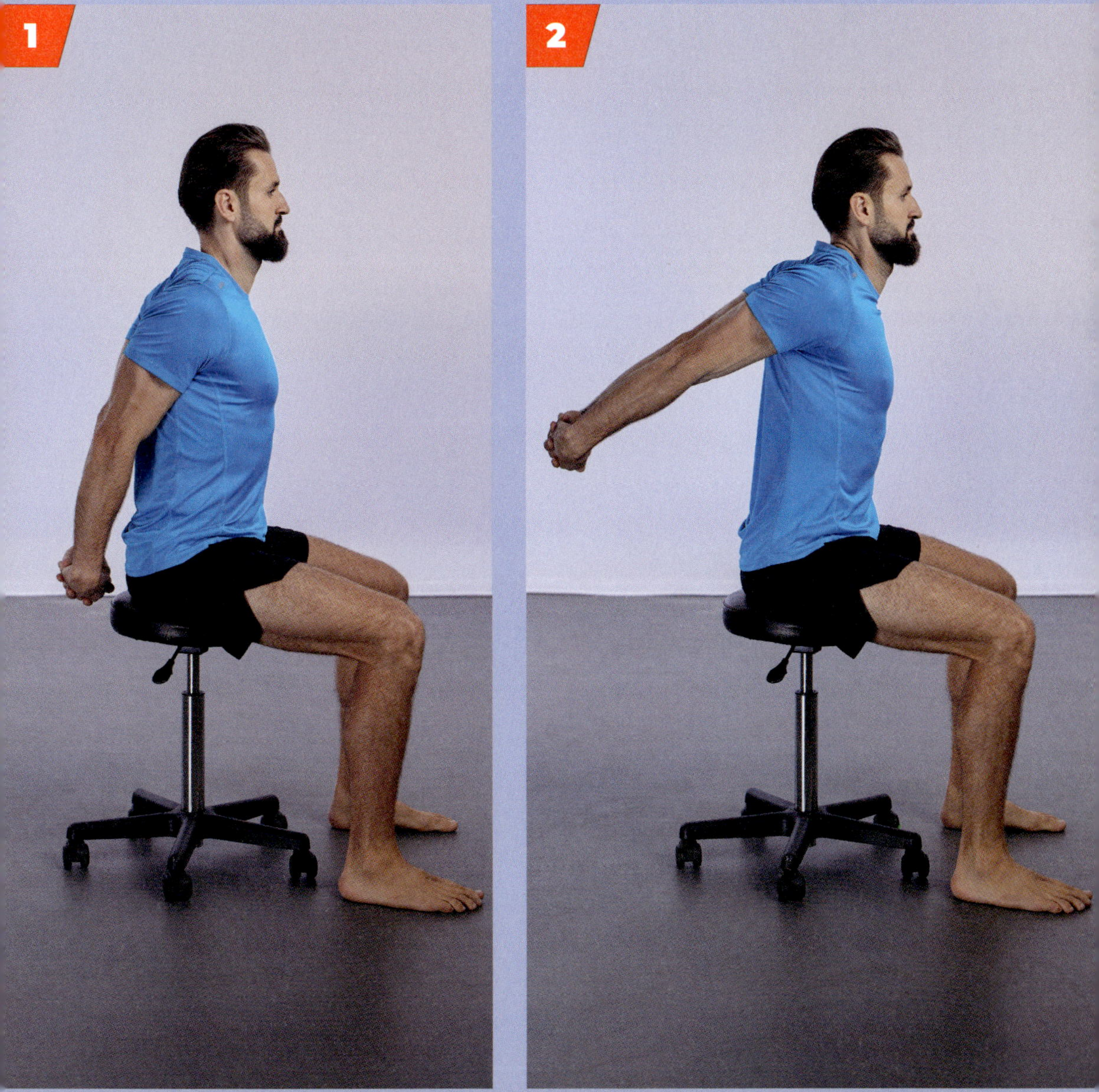

Mobility

AROUND THE WORLD

1. Stelle dich aufrecht hin, die Füße stehen hüftbreit flach auf dem Boden und dein Rücken ist gerade. Die Schultern sind nach hinten unten gezogen, die Schulterblätter fixiert. Beide Arme hängen seitlich am Körper.

2. Hebe beide Arme langsam über den Kopf, die Handflächen zeigen zueinander. Führe die Arme so weit wie möglich nach oben, bis sich die Handflächen fast berühren. Die Schultern bleiben dabei tief und du vermeidest, sie zu den Ohren zu ziehen.

3. Bringe die Arme sanft und kontrolliert hinter deinen Rücken, als würdest du sie nach unten führen. Dabei bleiben die Arme gestreckt oder leicht gebeugt und die Hände führen eine große Kreisbewegung hinter deinem Rücken aus. Bringe die Arme hinter dem Rücken zusammen, ohne den Rücken selbst zu berühren. Die Bewegung sollte aus den Schultern kommen, nicht aus dem Rücken oder den Ellenbogen. Achte darauf, dass dein Rücken aufrecht bleibt und du nicht nach vorne kippst oder den Rücken rundest. Anschließend hebst du deine Arme wieder zurück über den Kopf. Führe die Übung für 30 bis 60 Sekunden langsam und kontrolliert durch.

Hinweise zur Ausführung

- Achte auf eine gleichmäßige und kontrollierte Bewegung.
- Atme während der Übung tief und entspannt weiter.

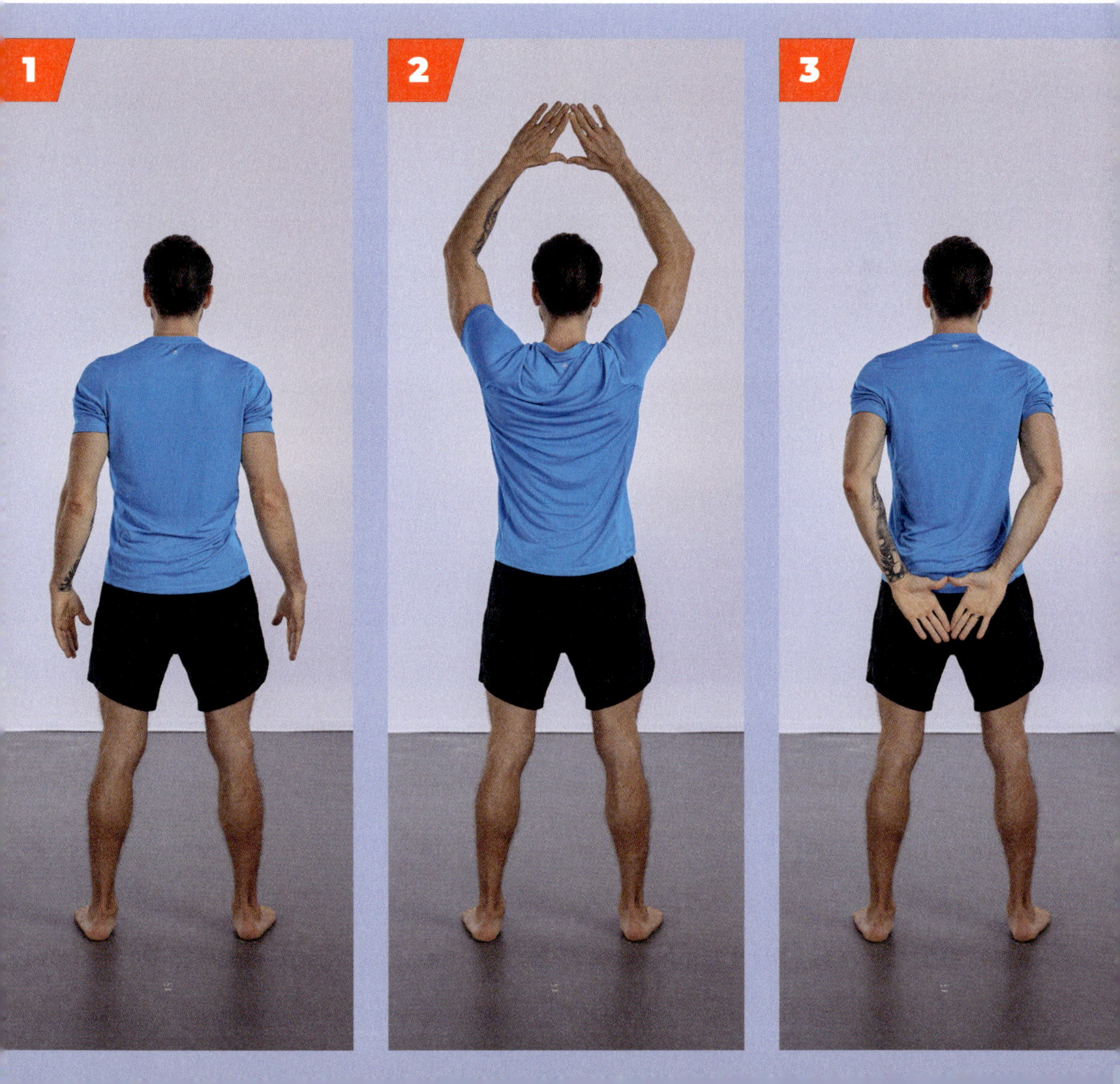

Dehnen

BRUSTDEHNUNG IM STEHEN AM TÜRRAHMEN

1. Stelle dich mit dem Rücken vor eine Tür oder in den Türrahmen, sodass du den Türrahmen oder die Kanten gut greifen kannst. Deine Arme sind nach hinten gerichtet und halten sich am Türrahmen fest. Deine Füße stehen hüftbreit auseinander und dein Gewicht ist gleichmäßig verteilt.

2. Lehne deinen Oberkörper langsam nach vorne, indem du das Gewicht leicht auf die Fußballen verlagerst. Halte dich mit den ausgestreckten Armen am Türrahmen fest, während du die Schultern bewusst nach hinten ziehst und die Brust öffnest. Dein Nacken bleibt lang und entspannt, der Blick ist geradeaus gerichtet. Deine Ellenbogen bleiben die ganze Zeit gestreckt, aber versuche, sie nicht zu überstrecken. Halte die Dehnung für 30 bis 60 Sekunden.

Hinweise zur Ausführung

- Achte darauf, tief und gleichmäßig zu atmen, während du die Dehnung hältst.
- Die Dehnung sollte angenehm sein und keinen Schmerz verursachen.
- Variiere den Abstand deiner Füße zum Türrahmen, um die Intensität der Dehnung anzupassen.
- Alternativ kannst du dich leicht vor- und zurückbewegen, um die Übung dynamischer zu gestalten, und dies für 30 bis 60 Sekunden wiederholen.

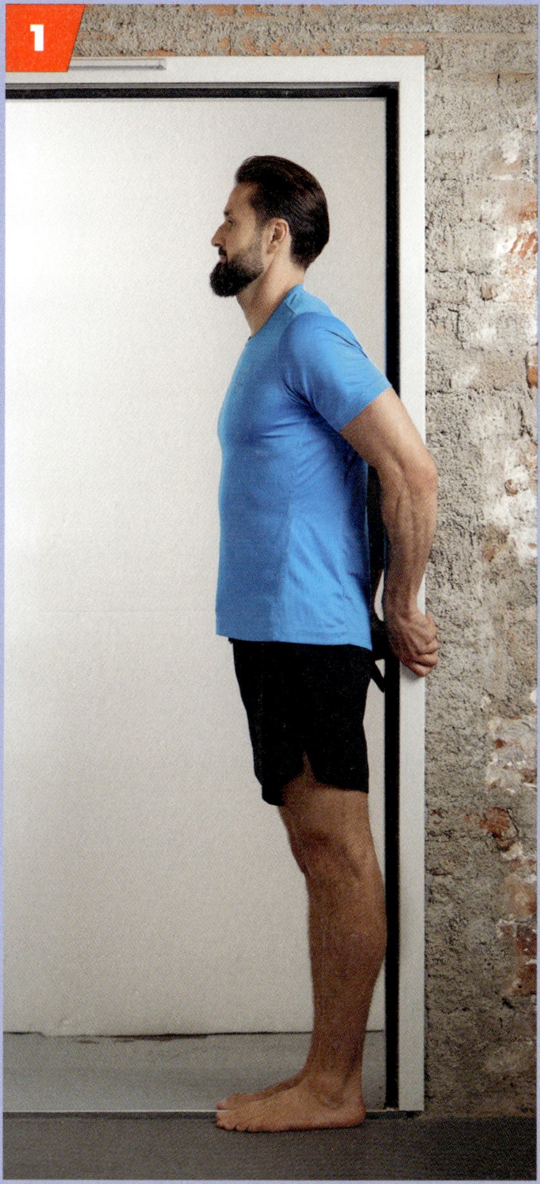
1

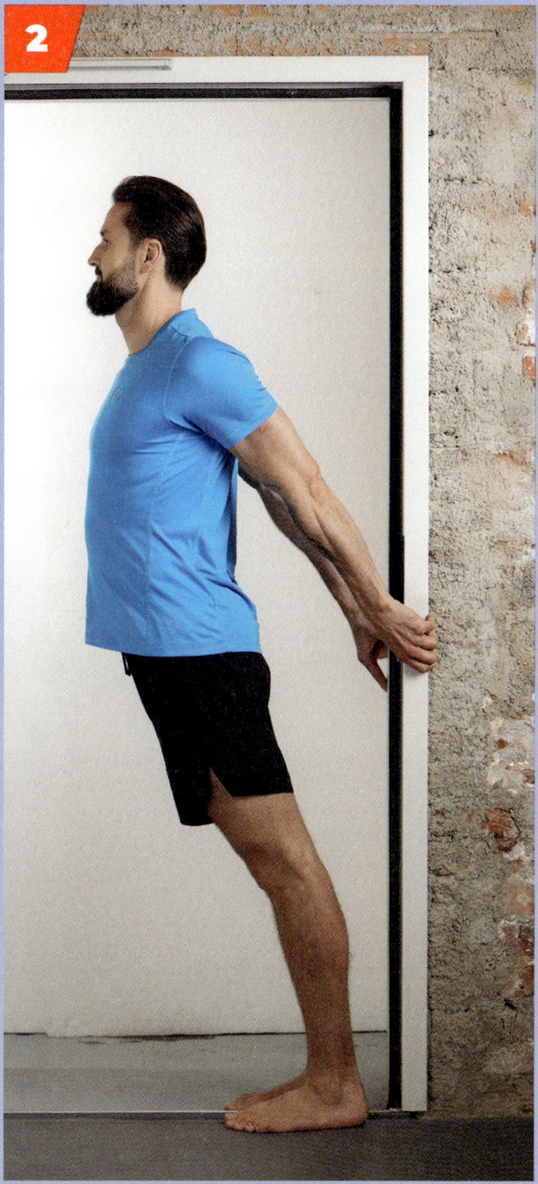
2

Dehnen

BRUST ÖFFNEN UND WIRBELSÄULE STRECKEN IM SITZEN

1. Setze dich aufrecht auf einen Stuhl mit einer Lehne, die deine Brustwirbelsäule unterstützt (idealerweise etwa auf Schulterhöhe). Deine Füße stehen hüftbreit flach auf dem Boden, die Knie sind rechtwinklig gebeugt. Lege deine Hände hinter den Kopf, die Finger leicht verschränkt oder locker abgelegt. Die Ellenbogen sind dabei nach außen gespreizt.

2. Lehne dich langsam nach hinten gegen die Stuhllehne, sodass der obere Rücken leicht über die Lehne hinausgestreckt wird. Deine Wirbelsäule sollte sich sanft über die Lehne strecken. Spreize die Ellenbogen weit nach außen, um eine Öffnung in der Brustmuskulatur zu spüren. Hebe deine Brust leicht an und ziehe deine Schulterblätter sanft zusammen, um die Brust noch weiter zu öffnen. Halte die Position für 30 bis 60 Sekunden.

Hinweise zur Ausführung

- Führe die Bewegung langsam und kontrolliert aus.
- Atme während der gesamten Übung tief und gleichmäßig.
- Spüre die Dehnung in der Brustmuskulatur sowie die sanfte Streckung der Wirbelsäule.
- Du kannst die Übung 2- bis 3-mal wiederholen, wenn du die Dehnung vertiefen möchtest.

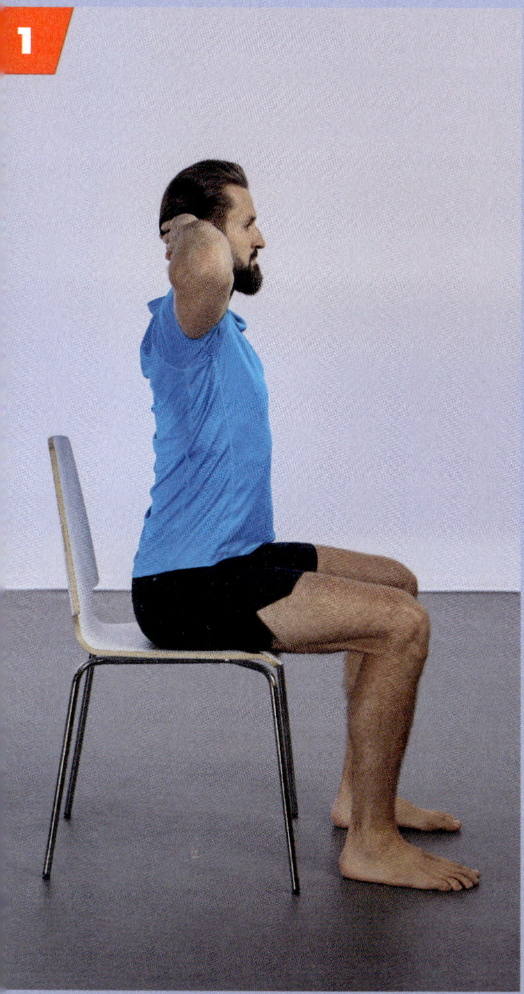

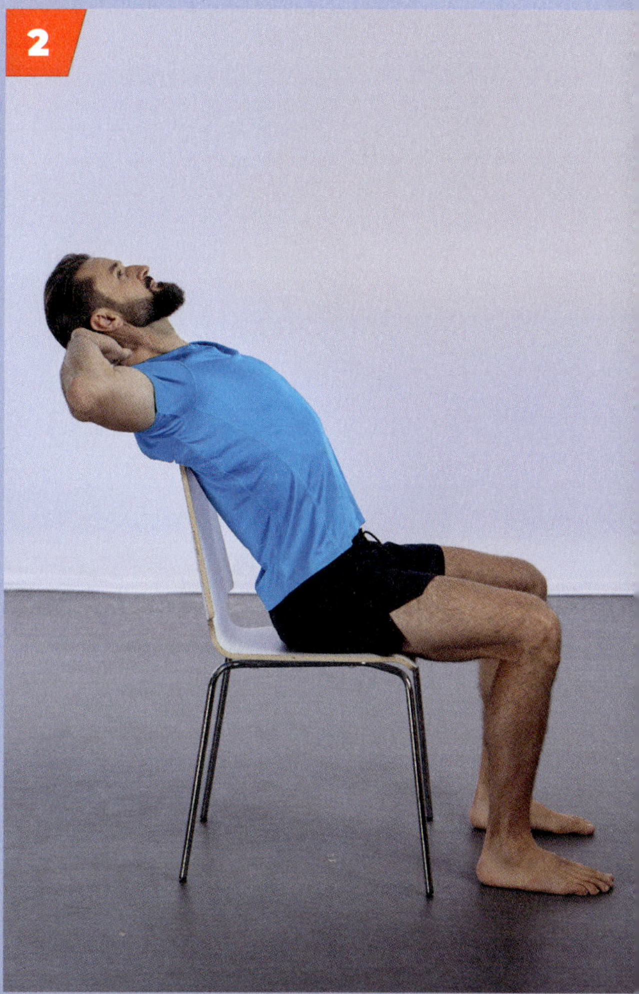

Mobility

BRUST DEHNEN UND RÜCKEN ENTSPANNEN

1. Setze dich aufrecht auf die vordere Kante eines Stuhls. Greife mit beiden Händen die Rückenlehne des Stuhls.

2. Atme tief ein. Mit der nächsten Ausatmung schiebst du deinen Oberkörper so weit wie möglich nach vorne. Du solltest eine angenehme Dehnung in der Brust und den vorderen Schultern spüren. Wenn der Zug zu stark ist, reduziere die Bewegung nach vorne entsprechend. Atme ein und bringe deinen Oberkörper langsam in die Ausgangsposition zurück. Wiederhole diesen Ablauf für 60 Sekunden.

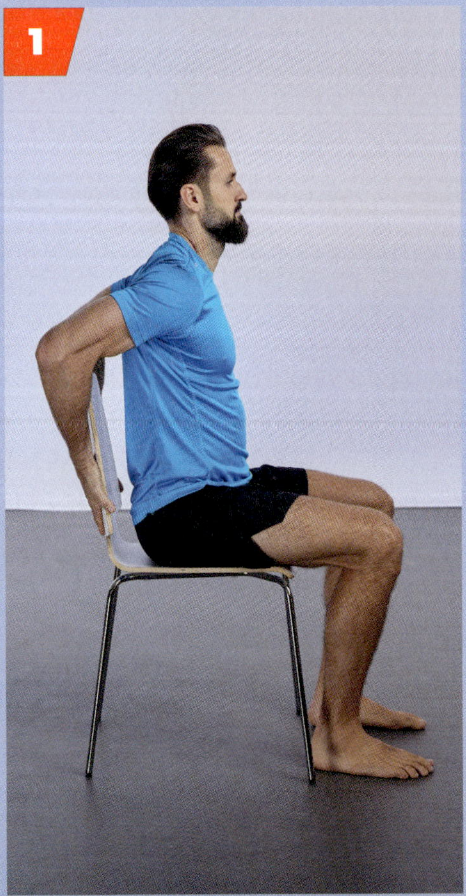

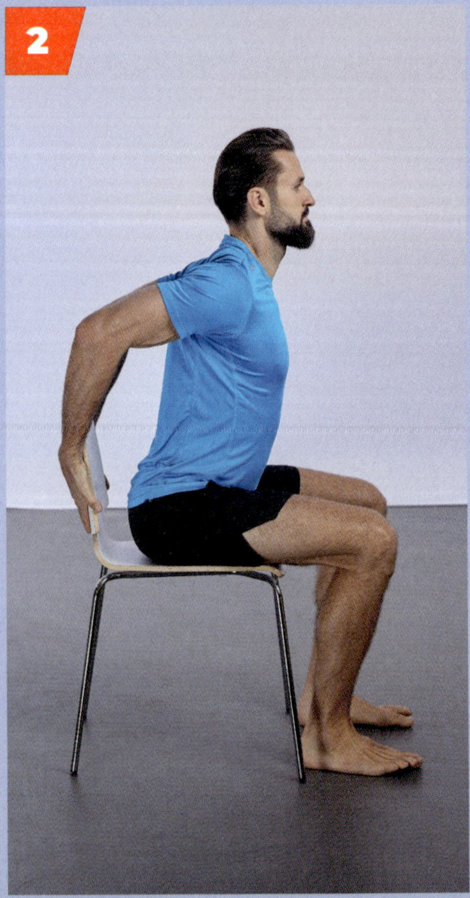

ENTSPANNE DEINE NACKENMUSKULATUR

Dehnen

SEITLICHE NACKENDEHNUNG AM TÜRRAHMEN

1. Stelle dich seitlich neben einen Türrahmen, damit du ihn mit einer Hand gut greifen kannst. Mit der Hand, die nahe am Türrahmen ist, hältst du dich daran unten fest. Deine Füße bleiben direkt am Türrahmen, dein Körper ist leicht geneigt. Lehne deinen Oberkörper etwas vom Türrahmen weg, um eine sanfte Dehnung in der Seite deines Rumpfes und deiner Schulter zu spüren. Dein Arm bleibt gestreckt, während du dich von der Hand, die den Türrahmen hält, wegneigst. Hebe die freie Hand (die vom Türrahmen entfernte) und lege sie sanft auf den Kopf, genau über dem Ohr.

2. Ziehe den Kopf sanft zur Seite (weg vom Türrahmen), sodass du eine Dehnung auf der gegenüberliegenden Seite des Nackens spürst. Ziehe dabei nicht zu stark, sondern wende nur leichten Druck an, um die Dehnung angenehm und kontrolliert zu halten. Du solltest die Dehnung im Nackenbereich und möglicherweise auch in der Schulter und der seitlichen Rumpfmuskulatur spüren. Halte diese Position für 30 bis 60 Sekunden. Wiederhole die Übung dann auf der anderen Seite.

Hinweise zur Ausführung

- Achte darauf, die Dehnung nur so weit zu intensivieren, wie es sich angenehm anfühlt.
- Halte den Arm gestreckt und den Körper stabil, ohne nach vorne oder hinten zu kippen.
- Atme während der Übung ruhig und gleichmäßig.

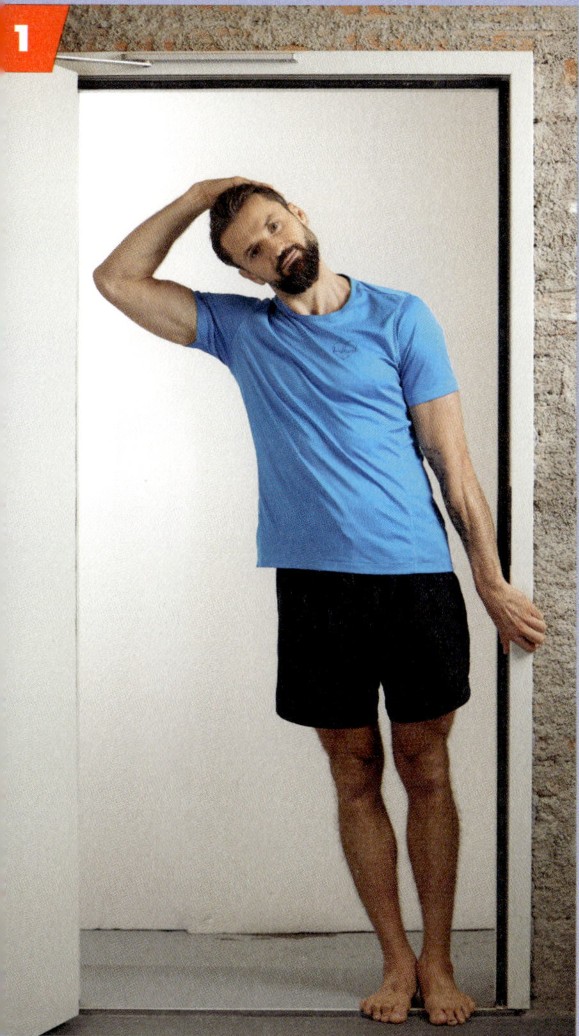

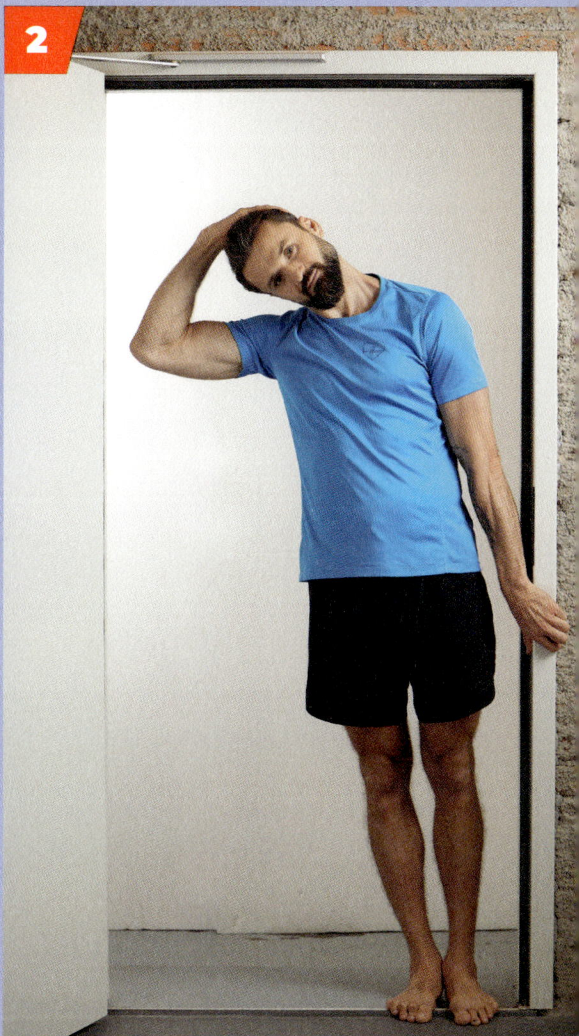

Mobility

SEITNEIGE UND ROTATION DER NACKENMUSKULATUR

1. Setze dich aufrecht auf einen Stuhl oder stehe aufrecht, die Füße sind hüftbreit auseinander. Dein Rücken ist gerade und deine Schultern sind entspannt. Neige deinen Kopf langsam zur rechten Seite und bringe dein rechtes Ohr in Richtung der rechten Schulter. Deine Schultern sind weiterhin entspannt unten. Spüre die Dehnung auf der linken Seite deines Nackens.

2. Während du den Kopf geneigt hältst, drehe dein Kinn sanft in Richtung deines rechten Schlüsselbeins. Spüre die Dehnung, die sich nun auf die seitliche Nackenmuskulatur und den oberen Rücken ausweitet. Drehe danach dein Kinn langsam nach links außen, sodass sich die Dehnung verschiebt. Atme aus, wenn das Kinn nach außen rotiert wird, und atme ein, wenn das Kinn nach innen rotiert. Führe die Bewegung für 30 bis 60 Sekunden auf der rechten Seite aus. Wiederhole anschließend die Übung auf der anderen Seite, indem du den Kopf zur linken Seite neigst und das Kinn entsprechend rotierst.

Hinweise zur Ausführung

- Achte darauf, die Bewegung langsam und kontrolliert auszuführen, ohne die Schultern hochzuziehen.
- Halte deinen Rücken während der gesamten Übung gerade und vermeide ruckartige Bewegungen im Nackenbereich.

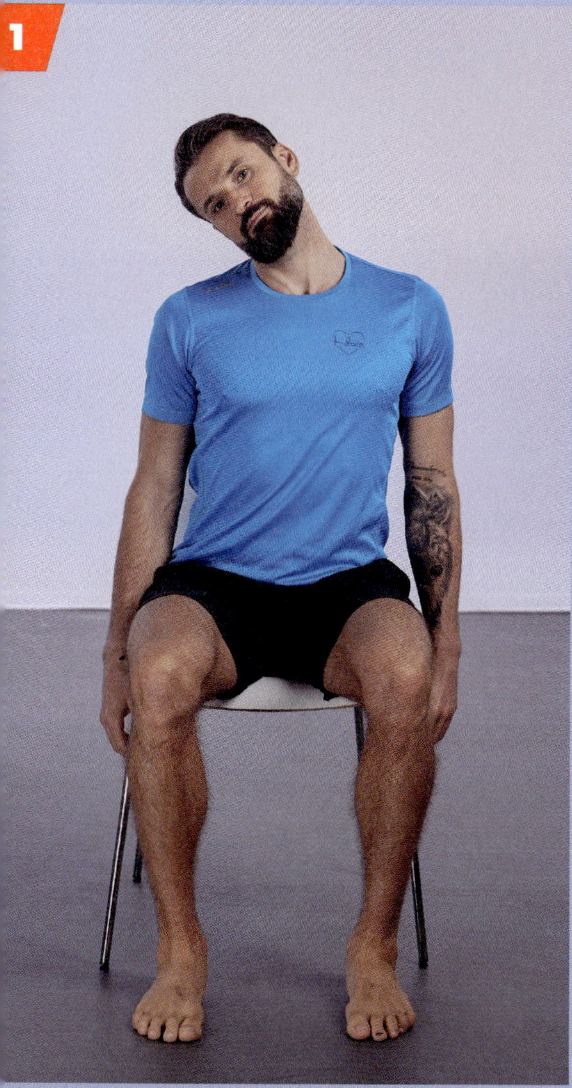

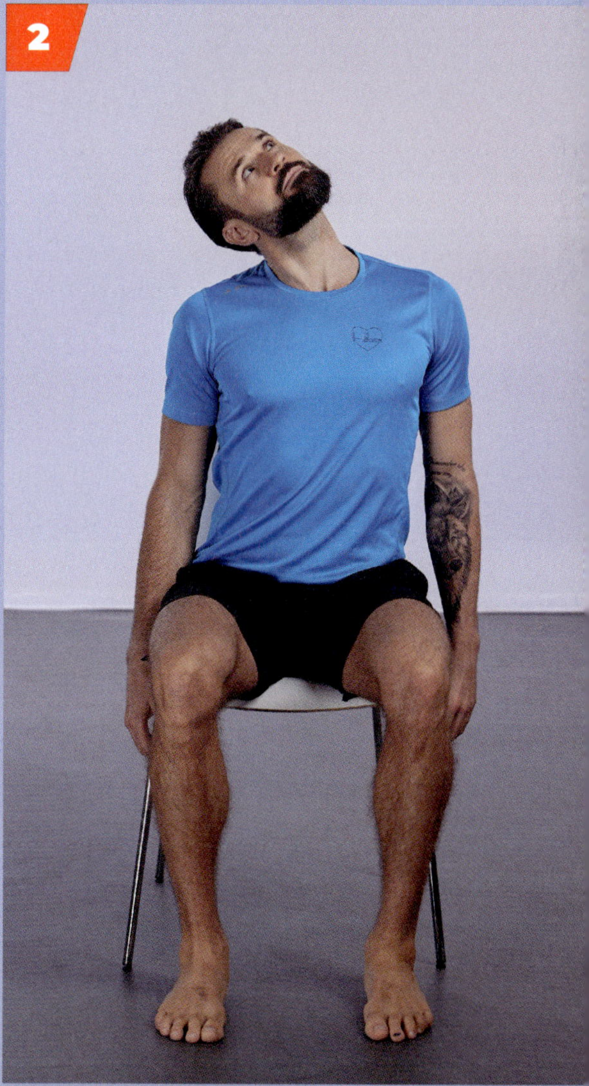

Dehnen

NACKENDEHNUNG MIT KINN ZUR BRUST

1. Setze dich aufrecht auf einen Stuhl oder stehe mit den Füßen hüftbreit auseinander. Dein Rücken ist gerade. Lege deine Hände hinter den Kopf, die Finger leicht verschränkt oder locker auf dem Hinterkopf abgelegt. Die Ellenbogen zeigen dabei leicht nach außen.

2. Atme tief ein und beginne beim Ausatmen, dein Kinn sanft in Richtung deiner Brust zu senken. Übe dabei mit den Händen sanften Druck auf den Hinterkopf aus, um die Dehnung zu verstärken. Achte darauf, die Bewegung nicht zu erzwingen, sondern den Nacken natürlich und sanft zu dehnen. Halte die Position für 30 bis 60 Sekunden, während du gleichmäßig weiter atmest. Spüre die Dehnung in der Nackenmuskulatur, besonders im hinteren Nacken und oberen Rücken.

Variation

Für eine dynamische Ausführung senke das Kinn bei jeder Ausatmung zur Brust und richte den Kopf bei der Einatmung wieder auf. Führe die Bewegung in einem fließenden, kontrollierten Rhythmus aus.

Hinweise zur Ausführung

- Übe nur sanften Druck mit den Händen aus, um die Dehnung zu verstärken.
- Halte die Schultern entspannt und achte darauf, dass der Rücken während der gesamten Übung gerade bleibt.
- Bei der dynamischen Ausführung wiederhole die Bewegung für 30 bis 60 Sekunden in einem ruhigen Rhythmus.

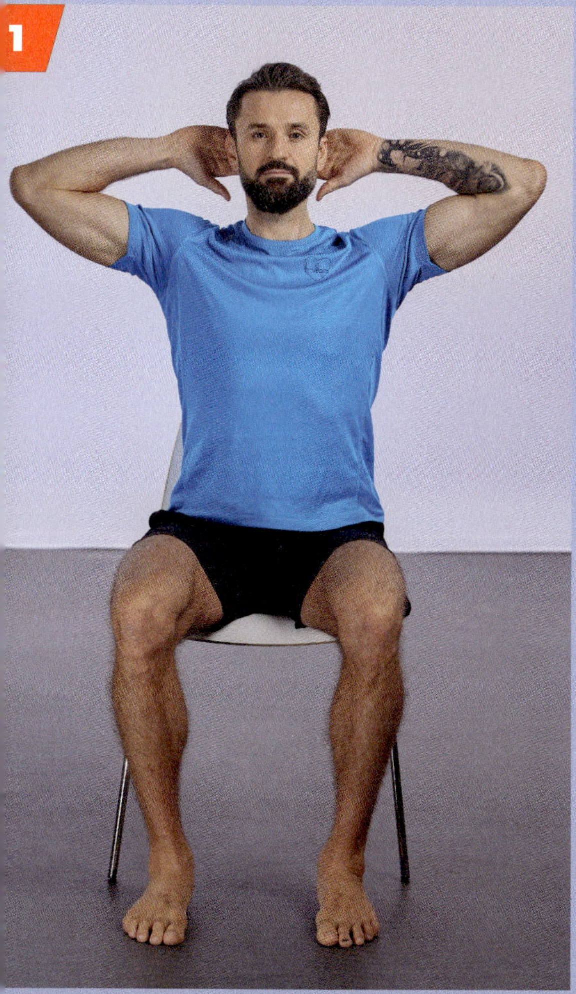

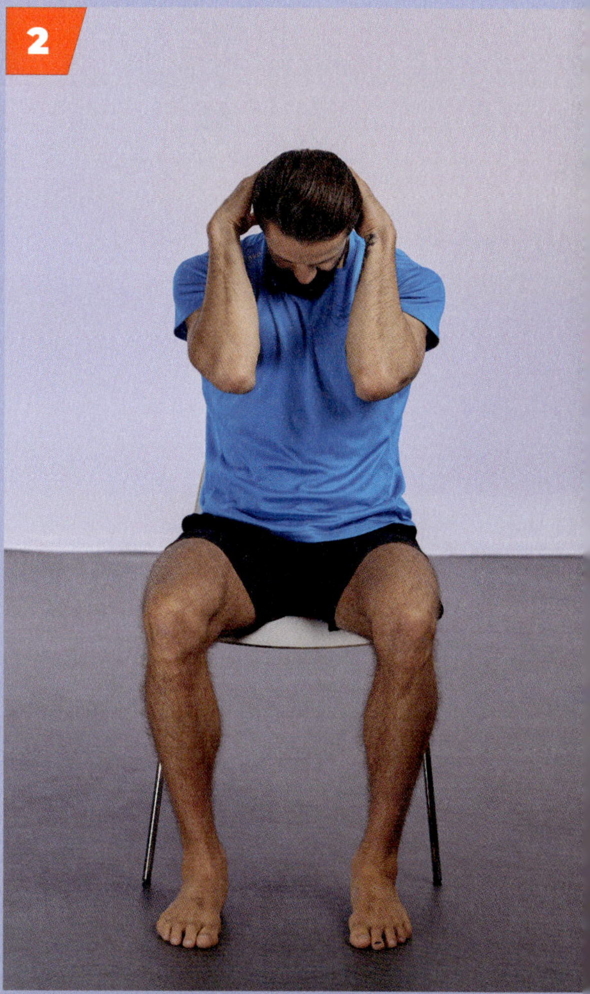

Mobility

KOMBINATION AUS SEITNEIGE UND ROTATION DES KOPFES

1. Setze dich aufrecht auf einen Stuhl oder stehe mit den Füßen hüftbreit auseinander. Dein Rücken bleibt gerade. Deine Arme hängen locker an den Seiten oder ruhen entspannt auf den Oberschenkeln, wenn du sitzt. Halte den Kopf in einer neutralen Position.

2. Senke für die Seitneige deinen Kopf langsam zur rechten Seite, indem du dein rechtes Ohr in Richtung deiner rechten Schulter bringst. Die Schultern bleiben entspannt und heben sich nicht. Spüre die Dehnung auf der linken Seite deines Nackens. Bringe den Kopf sanft zurück in die neutrale, aufrechte Position. Wiederhole den Vorgang nun auf der linken Seite und bringe das linke Ohr in Richtung der linken Schulter. Achte auch hier auf entspannte Schultern und bringe den Kopf anschließend wieder in die neutrale Position. Atme aus, wenn der Kopf zur Seite geneigt wird, und ein, wenn du ihn wieder aufrichtest. Wiederhole die Seitneige für 30 bis 60 Sekunden.

3. Für die Rotation drehe deinen Kopf langsam nach rechts, als würdest du über deine rechte Schulter schauen. Die Schultern bleiben stabil und die Bewegung erfolgt ausschließlich aus dem Nacken. Bringe den Kopf langsam wieder zur Mitte zurück. Wiederhole die Bewegung nach links, indem du deinen Kopf zur linken Seite drehst, als würdest du über deine linke Schulter schauen. Atme aus, wenn der Kopf zur Seite gedreht wird, und ein, wenn du ihn zurück zur Mitte drehst. Führe die Rotation für 30 bis 60 Sekunden pro Seite aus.

Hinweis zur Ausführung der Seitneige

Führe die Bewegung langsam und kontrolliert aus.

Hinweis zur Ausführung der Rotation

Die Schultern bleiben stabil und entspannt, die Bewegung erfolgt nur im Nacken.

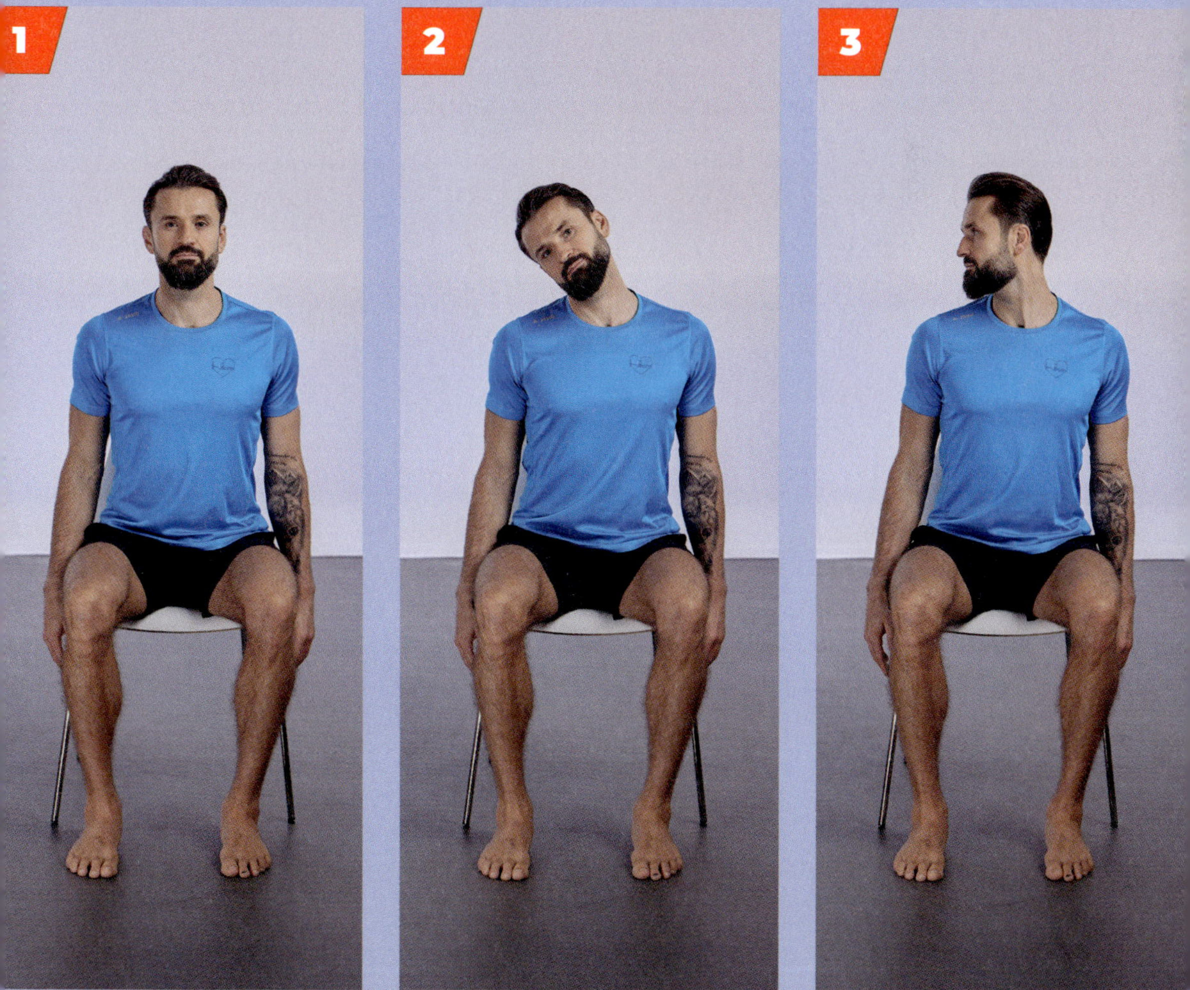

Massage

NACKENMASSAGE MIT DEN DAUMEN AM HINTERKOPF

1. Setze dich aufrecht auf einen Stuhl oder stehe mit den Füßen hüftbreit auseinander. Dein Rücken ist gerade und deine Schultern sind entspannt. Lege beide Hände hinter deinen Kopf, die Finger sind verschränkt oder ruhen locker auf dem Hinterkopf. Positioniere deine Daumen auf beiden Seiten deines Hinterkopfes, direkt unter dem Schädelansatz an der Ansatzstelle der Nackenmuskulatur. Die anderen Finger bleiben leicht am Hinterkopf abgelegt, um die Hände zu stabilisieren.

2. Beginne, mit den Daumen sanft kreisende Bewegungen durchzuführen. Massiere die Muskeln und das Gewebe im Bereich des Hinterkopfes und des oberen Nackens.

3. Die Kreise können zunächst im Uhrzeigersinn ausgeführt werden. Nach 30 bis 60 Sekunden kannst du die Richtung wechseln und gegen den Uhrzeigersinn massieren. Übe leichten Druck aus und führe die Bewegungen langsam und kontrolliert durch. Achte darauf, während der Massage entspannt und gleichmäßig zu atmen. Massiere insgesamt 60 bis 120 Sekunden.

Hinweis zur Ausführung

Du kannst die Intensität der Massage anpassen, aber achte darauf, keine Schmerzen zu verursachen.

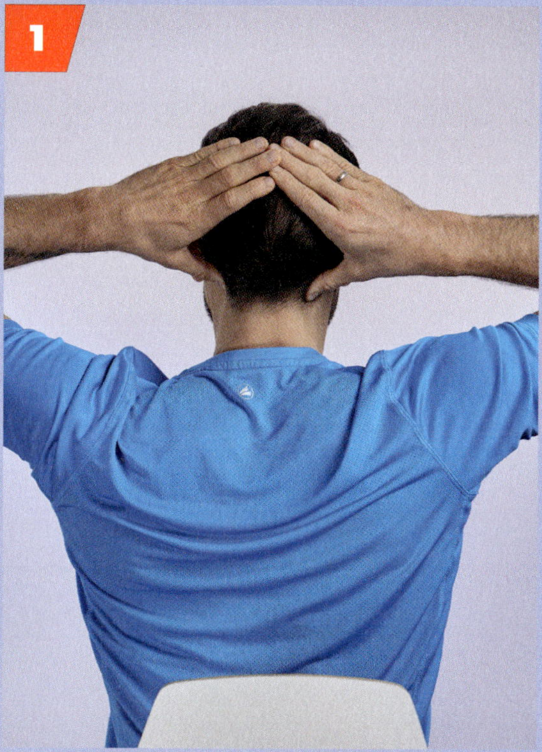
1

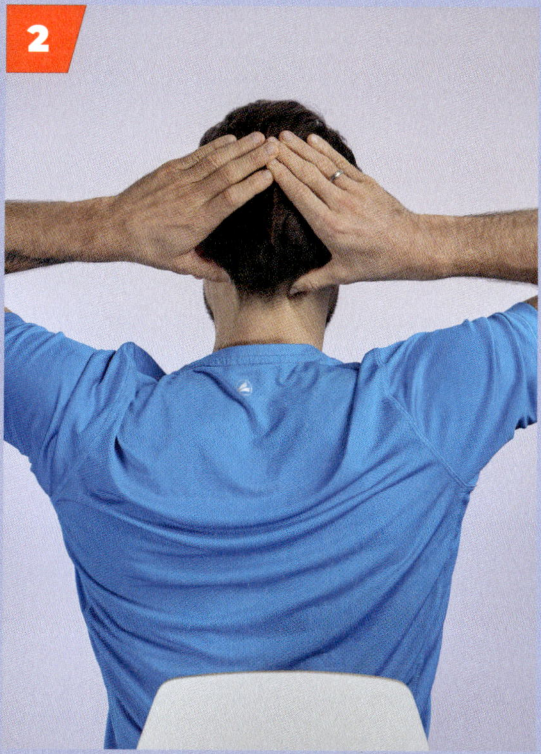
2

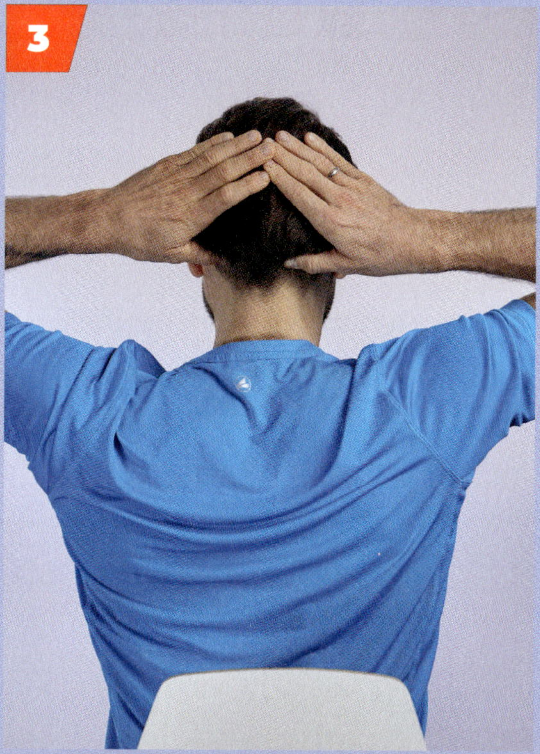
3

Massage

NACKENMASSAGE MIT EINEM DAUMEN UNTERHALB DES SCHÄDELS

1. Setze dich aufrecht auf einen Stuhl oder stehe mit geradem Rücken. Deine Schultern sind entspannt. Nimm eine bequeme Position ein, die es dir ermöglicht, die Massage effektiv durchzuführen. Lege einen Daumen (rechts oder links, je nachdem, welche Seite dir angenehmer ist) in die Mitte des Nackens, direkt unterhalb des Schädels in den Bereich des Schädelansatzes. Dies ist der Punkt, an dem die Nackenmuskulatur in den Schädel übergeht. Die restlichen Finger können den Kopf oder Nacken leicht stützen, um Stabilität zu gewährleisten.

2. Übe sanften Druck auf den Punkt unterhalb des Schädels aus.

3. Beginne mit deinem Daumen kleine, kreisförmige Bewegungen auszuführen. Der Druck sollte angenehm sein und keine Schmerzen verursachen. Führe die Massagebewegungen für 30 bis 60 Sekunden im Uhrzeigersinn aus.

4. Wechsle danach die Richtung und führe die kreisenden Bewegungen gegen den Uhrzeigersinn aus. Atme während der Massage tief und ruhig, um die Entspannung zu fördern und die Durchblutung der Nackenmuskulatur zu verbessern.

Hinweise zur Ausführung

- Die Massage sollte langsam und kontrolliert durchgeführt werden.
- Falls du Verspannungen oder leichte Druckempfindlichkeiten verspürst, kannst du den Druck entsprechend anpassen.
- Wiederhole die Übung auf der anderen Seite des Nackens, falls notwendig.

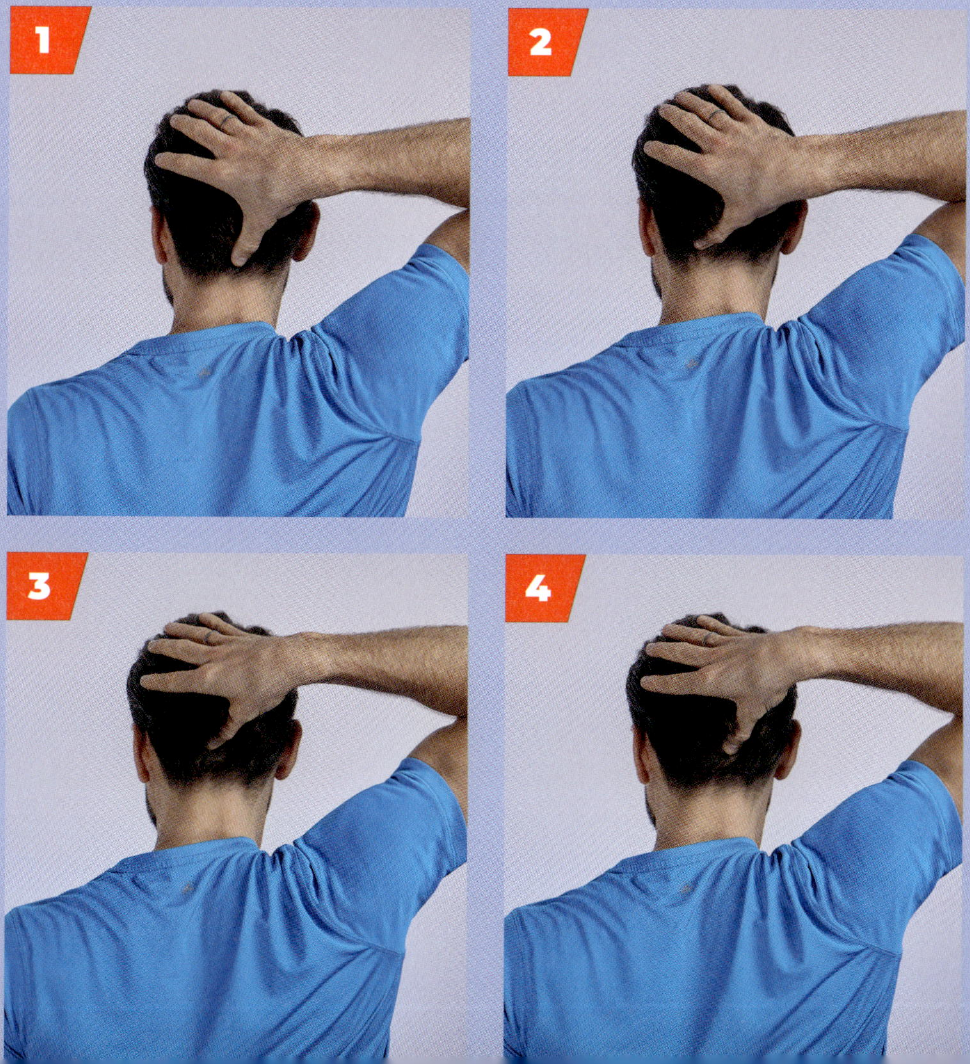

Dehnen

SEITNEIGE DES KOPFES MIT FESTHALTEN AM STUHL

1. Setze dich aufrecht auf einen Stuhl, die Füße stehen hüftbreit auf dem Boden. Greife mit deiner rechten Hand für mehr Stabilität die Sitzfläche oder die Kante des Stuhls. Die linke Hand liegt sanft auf dem rechten Kopfbereich, knapp über deinem Ohr. Halte deinen Rücken gerade und deine Schultern entspannt.

2. Neige deinen Kopf langsam zur linken Seite, dein linkes Ohr zeigt in Richtung der linken Schulter. Achte auf einen stabilen Oberkörper. Deine rechte Schulter bleibt entspannt und wird durch das Festhalten am Stuhl leicht nach unten gezogen, was die Dehnung in der rechten Nackenmuskulatur intensiviert. Übe mit der linken Hand leichten Druck aus, um den Kopf weiter zur linken Seite zu ziehen. Der Druck sollte sanft und angenehm sein, ohne Schmerzen zu verursachen. Halte die Dehnung für 30 bis 60 Sekunden, während du tief und ruhig atmest. Spüre, wie sich die Spannung in der rechten Nackenmuskulatur und Schulter löst. Wiederhole die Übung auf der anderen Seite.

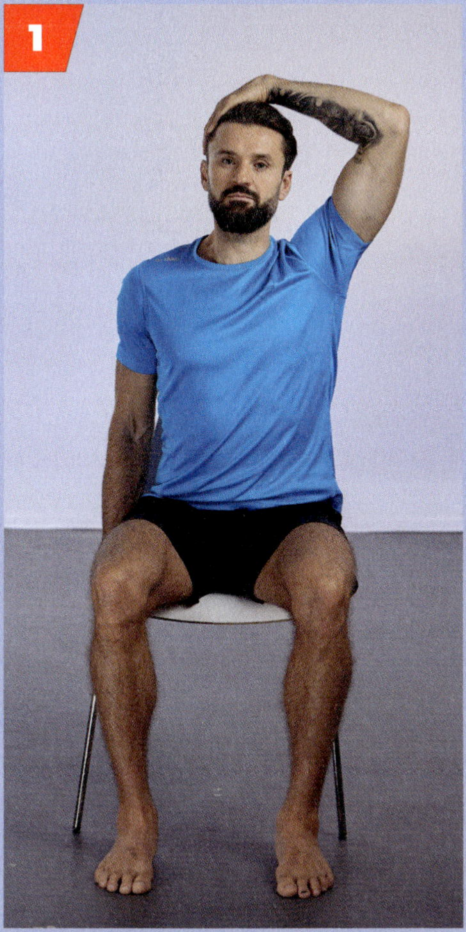
1

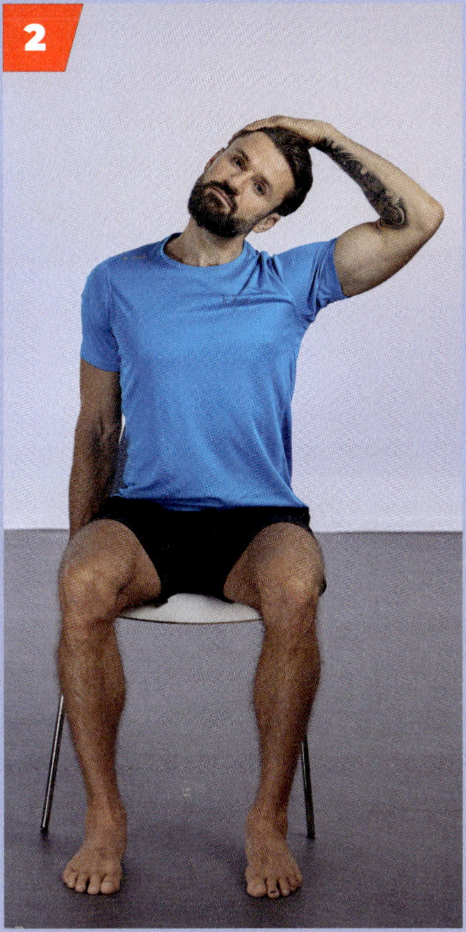
2

Mobility

KOPFKREISEN

1. Setze dich aufrecht auf einen Stuhl oder stehe mit den Füßen hüftbreit auseinander. Dein Rücken ist gerade. Die Arme hängen locker an den Seiten oder liegen hinter dem Rücken, alternativ ruhen sie entspannt auf deinen Oberschenkeln, wenn du sitzt.

2. Neige deinen Kopf langsam zur rechten Seite, sodass dein rechtes Ohr in Richtung deiner rechten Schulter geht. Halte deine Schultern entspannt und achte darauf, sie nicht hochzuziehen. Beginne, deinen Kopf in einer sanften, kreisförmigen Bewegung nach vorne zu rollen, bis dein Kinn sanft in Richtung deiner Brust zeigt.

3. Rolle den Kopf weiter, indem du ihn zur linken Seite neigst, sodass dein linkes Ohr in Richtung der linken Schulter geht.

4. Setze die Kreisbewegung fort, indem du den Kopf nach hinten neigst. Achte darauf, den Nacken nicht zu überstrecken. Die Schultern bleiben entspannt und die Bewegung erfolgt in einem angenehmen Radius. Schließe den Kreis, indem du den Kopf wieder zur rechten Seite und nach vorne führst. Führe die Kopfkreise langsam und kontrolliert für 30 bis 60 Sekunden aus.

Hinweise zur Ausführung

- Achte darauf, gleichmäßig zu atmen und vermeide abrupte oder zu schnelle Bewegungen, um deinen Nacken nicht zu belasten.
- Wiederhole die Kreisbewegung in die entgegengesetzte Richtung, um eine gleichmäßige Mobilisation zu erreichen.

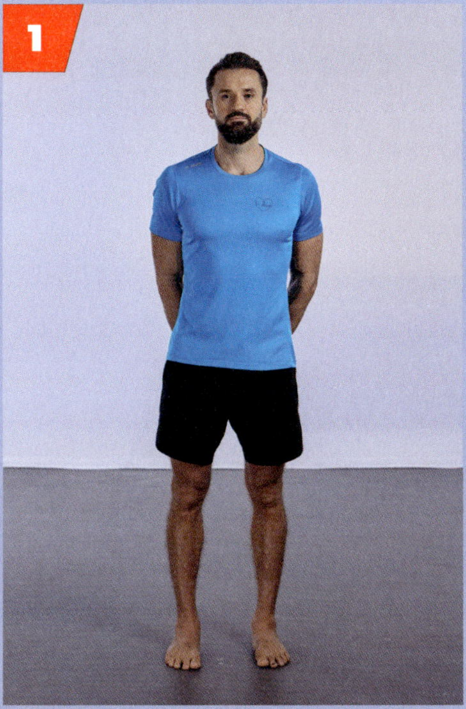
1

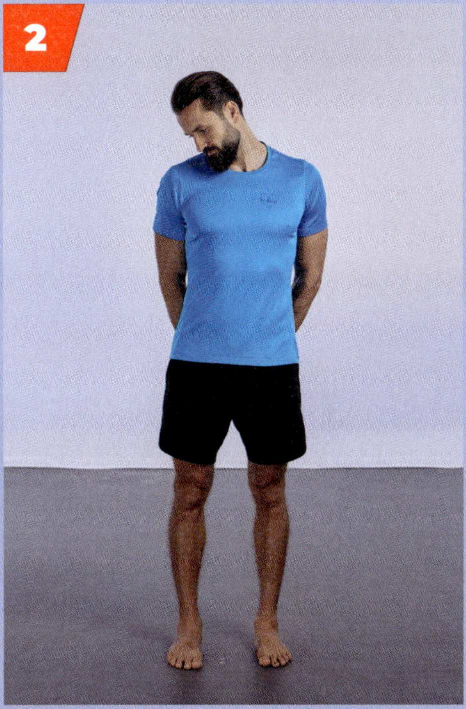
2

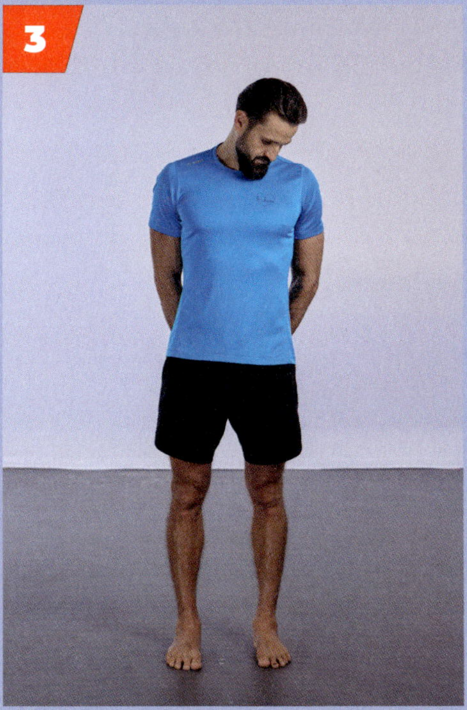
3

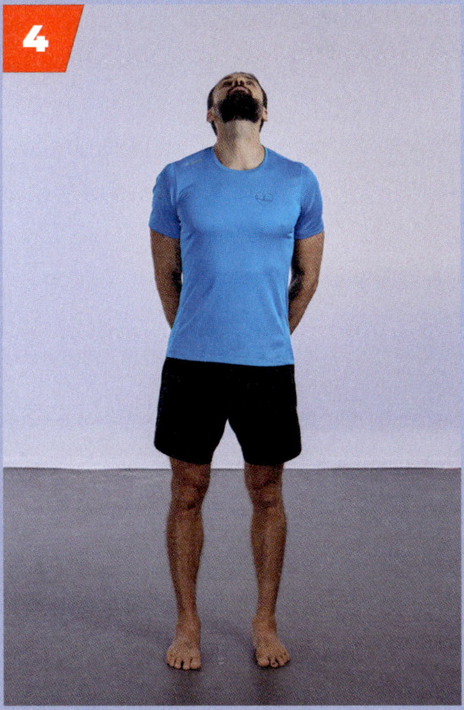
4

Dehnen

SEITNEIGE DES KOPFES AM TÜRRAHMEN

1. Stelle dich seitlich in einen Türrahmen. Greife mit der äußeren Hand (die weiter von der Tür entfernt ist) hinter deinem Rücken nach dem Rahmen und halte ihn fest. Durch das Halten des Türrahmens wird deine äußere Schulter leicht nach unten gezogen, was die Dehnung in der Nacken- und Schultermuskulatur verstärkt. Die innere Hand (die näher zur Tür ist) bleibt entspannt an der Seite oder hängt locker herunter.

2. Neige deinen Kopf langsam zur Tür hin, indem du dein Ohr in Richtung der inneren Schulter (zur Türseite hin) bringst. Du kannst die Dehnung verstärken, indem du mit der inneren Hand den Kopf sanft zur inneren Schulter ziehst. Dein Blick bleibt dabei geradeaus gerichtet und dein Oberkörper bleibt aufrecht und stabil. Spüre die Dehnung entlang der seitlichen Nackenmuskulatur und Schulter auf der gegenüberliegenden Seite. Halte diese Position für 30 bis 60 Sekunden, während du tief und gleichmäßig atmest.

Hinweise zur Ausführung

- Führe die Bewegung langsam und kontrolliert aus.
- Die Dehnung sollte angenehm sein und keine Schmerzen verursachen.
- Wiederhole die Übung auf der anderen Seite, indem du die Position zur gegenüberliegenden Türseite wechselst.

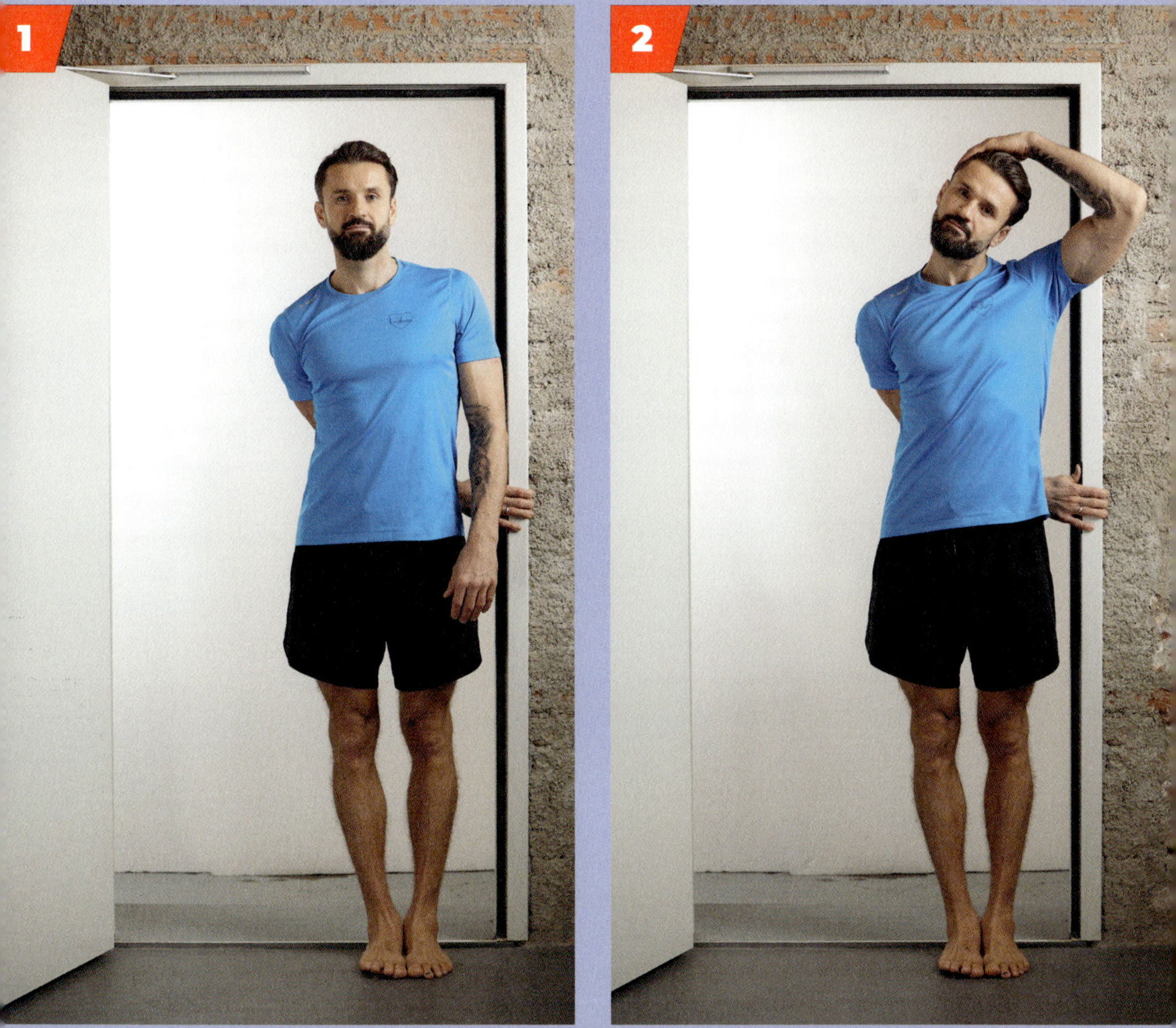

Mobility

KOPF NACH VORNE SCHIEBEN AN DER WAND

1. Stelle dich mit dem Rücken an eine Wand, sodass auch dein Kopf Kontakt zur Wand hat. Deine Füße stehen hüftbreit auseinander und dein Rücken ist gerade. Ziehe deine Schultern nach hinten und unten, damit sie fest an der Wand anliegen. Die Schulterblätter sind leicht zusammengezogen. Dein Kinn ist leicht eingezogen, um den Nacken lang zu machen. Der Blick ist geradeaus gerichtet.

2. Schiebe deinen Kopf langsam und kontrolliert nach vorne, während der Rest deines Körpers, insbesondere Schultern und Oberkörper, stabil bleibt und weiterhin Kontakt zur Wand hält. Achte darauf, das Kinn parallel zum Boden zu halten, ohne es nach oben oder unten zu neigen. Spüre die Bewegung im Bereich deines Halses, während der Kopf nach vorne geschoben wird. Atme aus, wenn du den Kopf nach vorne bewegst. Wiederhole die Übung für 30 bis 60 Sekunden in einem gleichmäßigen Rhythmus.

Hinweise zur Ausführung

Führe die Bewegung langsam und kontrolliert aus, um eine Überstreckung oder unnötige Spannung im Nacken zu vermeiden. Diese Übung fördert die Beweglichkeit im Nacken und verbessert die Haltung durch gezielte Aktivierung der Nackenmuskulatur.

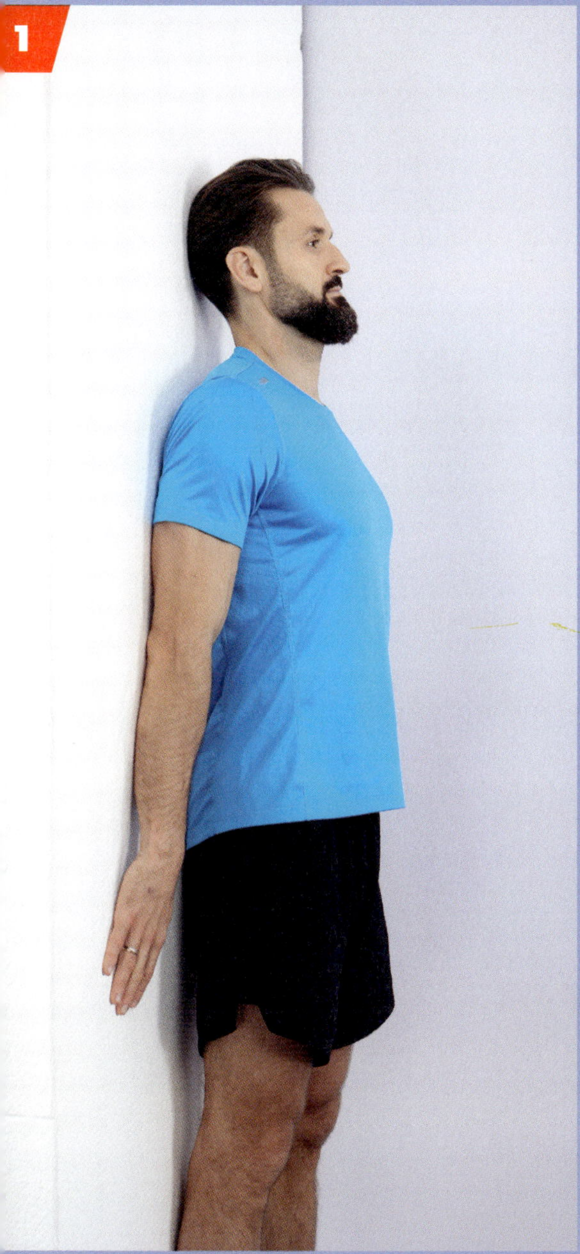
1

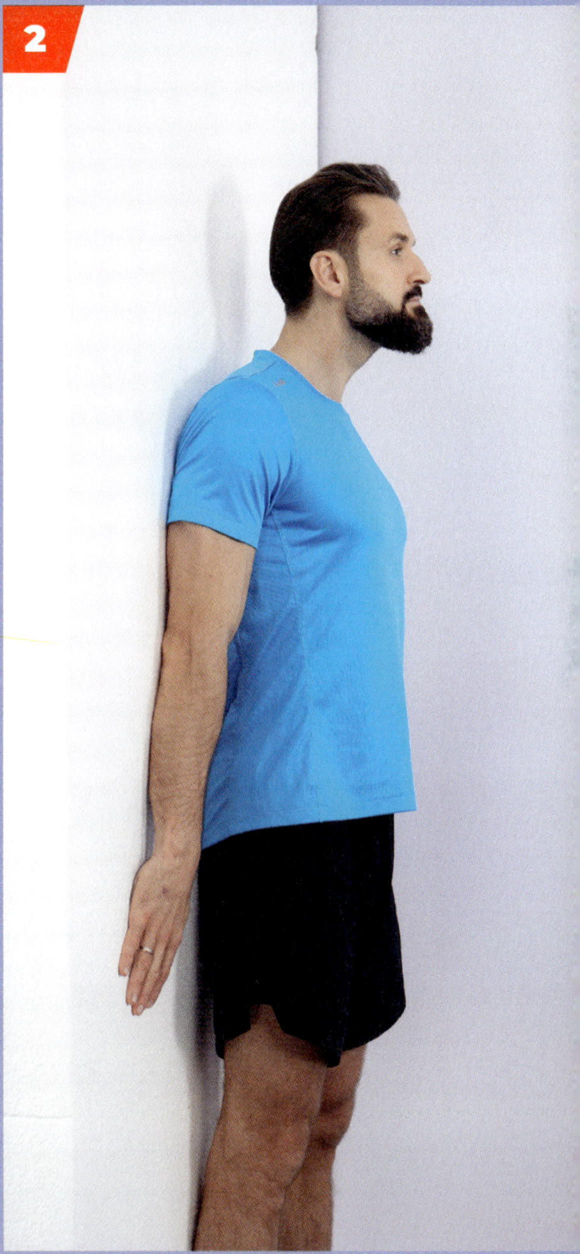
2

Beispielprogramme

Ich möchte dir nun einige Beispielprogramme präsentieren, die dir genau zeigen, wie du das 2-Minuten-Konzept umsetzen und die Übungen optimal miteinander kombinieren kannst. Zusätzlich habe ich auch ein Beispiel für dich ergänzt, wie du die Übungen für den gesamten Rücken durchführen kannst, falls du dir einmal zehn Minuten Zeit für dich nehmen möchtest.

LÖSE DEINE VERSPANNUNGEN IM UNTEREN RÜCKEN

Programm 1

Übung	Dauer/Wiederholung	Sätze	Seite
Oberkörper Außenrotation	30–60 Sekunden pro Seite	1–2	66
Streckung der Wirbelsäule	1 Minute	1	71

Programm 2

Übung	Dauer/Wiederholung	Sätze	Seite
Hüftbeuger mobilisieren	30–60 Sekunden pro Seite	1–2	69
Hintere Muskelketten öffnen	1 Minute	1	68

BEFREIE DICH VON SEITLICHEN RÜCKENSCHMERZEN

Programm 1

Übung	Dauer/Wiederholung	Sätze	Seite
Seitneige im Sitzen	30-60 Sekunden pro Seite	1–2	78
Seitneige an der Wand	30–60 Sekunden pro Seite	1–2	84

Programm 2

Übung	Dauer/Wiederholung	Sätze	Seite
Seitneige im Sitzen mit Festhalten	30–60 Sekunden pro Seite	1–2	80
Windmühle	10–15 Wiederholungen pro Seite	1–2	91

NIE WIEDER VERSPANNT ZWISCHEN DEN SCHULTERBLÄTTERN

Programm 1

Übung	Dauer/Wiederholung	Sätze	Seite
Schulterkreisen im Sitzen mit ausgestreckten Armen	1 Minute	1	94
Brust dehnen und Rücken entspannen	1 Minute	1	114

Programm 2

Übung	Dauer/Wiederholung	Sätze	Seite
Vorbeuge und Brustöffnung	30–60 Sekunden	1–2	98
Brustdehnung mit verschränkten Händen	30–60 Sekunden	1–2	106

ENTSPANNE DEINE NACKENMUSKULATUR

Programm 1

Übung	Dauer/Wiederholung	Sätze	Seite
Nackendehnung mit Kinn zur Brust	30–60 Sekunden	1–2	120
Nackenmassage mit den Daumen am Hinterkopf	1–2 Minuten	1	124

Programm 2

Übung	Dauer/Wiederholung	Sätze	Seite
Seitneige des Kopfes mit Festhalten am Stuhl	30–60 Sekunden	1–2	128
Kopfkreisen	30–60 Sekunden	1–2	130

ÜBUNGEN FÜR DEN GESAMTEN RÜCKEN

Übung	Dauer/Wiederholung	Sätze	Seite
Piriformis dehnen im Sitzen	30–60 Sekunden pro Seite	1	72
Brustmuskulatur und die hinteren Faszienketten öffnen	30–60 Sekunden	1	76
Seitneige mit Ellenbogenzug	30–60 Sekunden pro Seite	1	88
Oberkörperdrehung im Stehen	30–60 Sekunden pro Seite	1	92
Vorbeuge im Sitzen mit überkreuzten Armen	30–60 Sekunden	1	100
Around the world	30–60 Sekunden	1	108
Seitliche Nackendehnung am Türrahmen	30–60 Sekunden pro Seite	1	116
Seitneige und Rotation der Nackenmuskulatur	30–60 Sekunden pro Seite	1	118

4

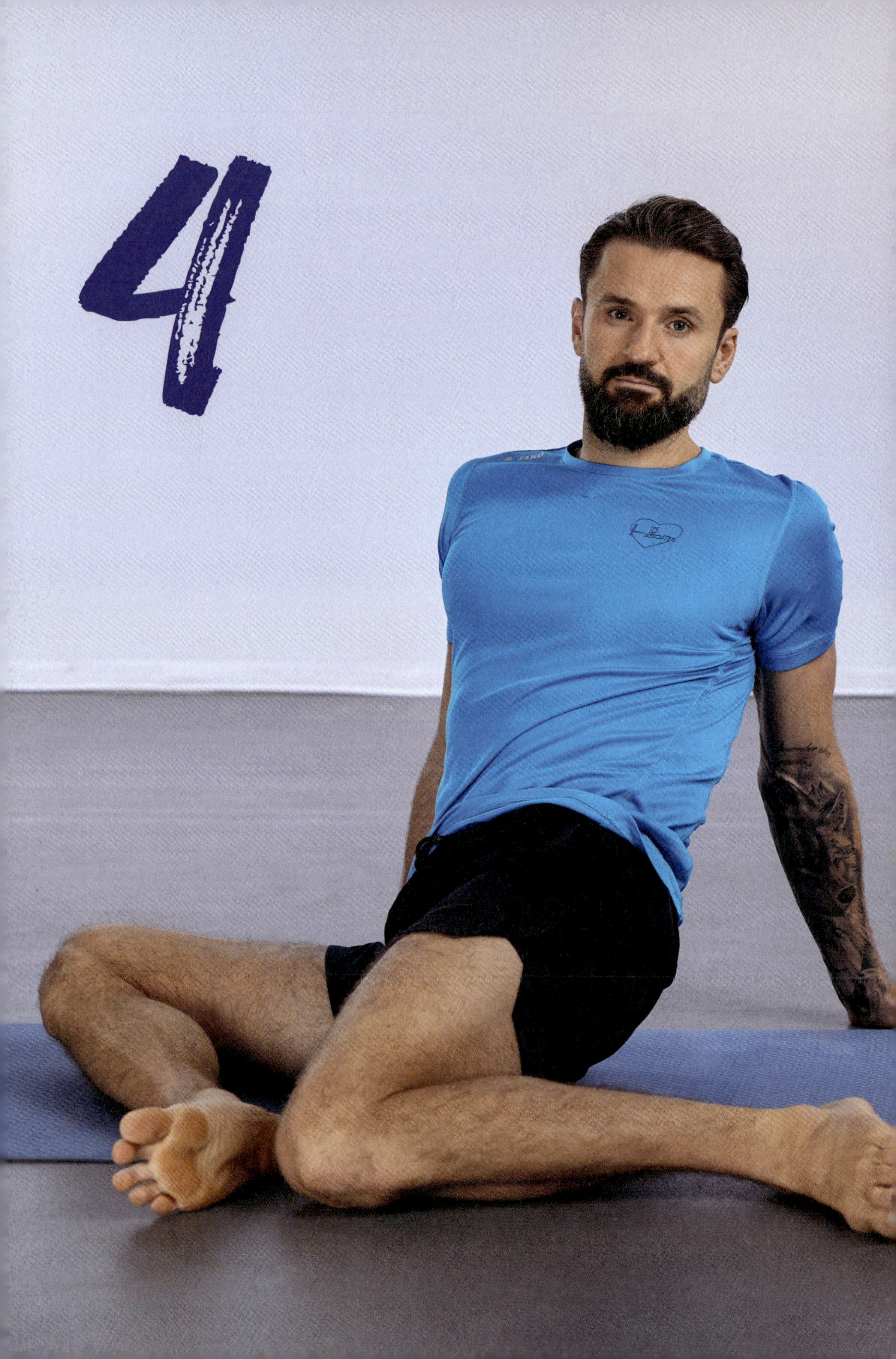

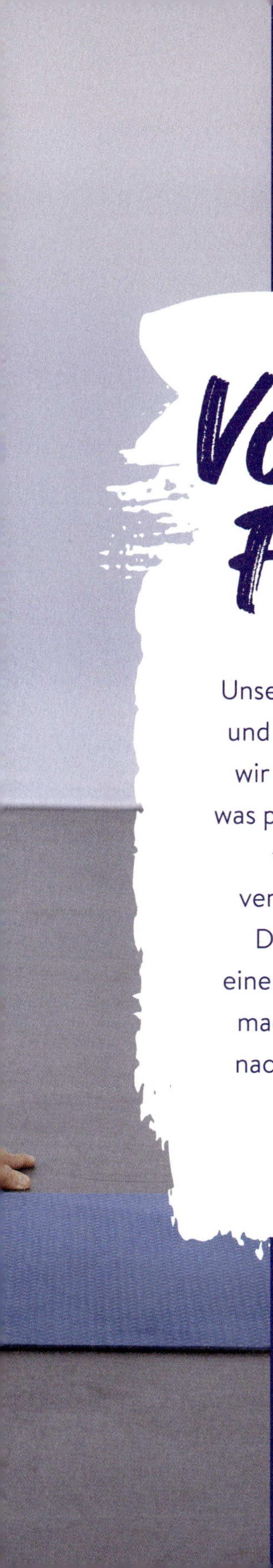

Von Kopf bis Fuß gesund

Unser Körper ist ein Netzwerk aus Muskeln, Gelenken und Nerven, das perfekt zusammenarbeitet, solange wir ihm die richtige Pflege zukommen lassen. Doch was passiert, wenn wir über Jahre hinweg Bewegungen falsch ausführen, bestimmte Muskelgruppen vernachlässigen oder Fehlbelastungen ignorieren? Dann entstehen Probleme, die sich nicht nur an einer Stelle, sondern im gesamten Körper bemerkbar machen. Die Übungen in diesem Kapitel helfen dir, nachhaltig überall im Körper Schmerzen zu lindern.

Nicht nur der Rücken ist schuld

Eine nachhaltige Rückengesundheit beginnt nicht dort, wo der Schmerz auftritt, sondern bei einem ganzheitlichen Blick auf deinen gesamten Körper. Von den Füßen, die uns tragen, bis hin zum Kopf, der unsere Haltung beeinflusst, spielt jede Körperregion eine Rolle für dein Wohlbefinden. Viele Rückenschmerzen haben ihre Wurzeln in Bereichen, an die wir im ersten Moment gar nicht denken würden. Beispielsweise kann eine unzureichende Stabilität in den Fußgelenken langfristig dazu führen, dass die Knie, die Hüfte und schließlich auch der Rücken übermäßig belastet werden.

Deshalb ist es so wichtig, den gesamten Körper zu mobilisieren, zu kräftigen und ins Gleichgewicht zu bringen. Nur wenn alle Bestandteile deines Körpers harmonisch zusammenarbeiten, wirst du langfristig schmerzfrei bleiben und dich in deinem Körper wohlfühlen. Dieses Kapitel legt den Fokus darauf, wie du mit einfachen, präventiven Übungen genau das erreichen kannst. Es geht dabei nicht nur um Rückenschmerzen, sondern um deine gesamte Lebensqualität. Ein gesunder, beweglicher Körper gibt dir nicht nur die Freiheit, dich uneingeschränkt zu bewegen, sondern steigert auch dein Selbstbewusstsein und deine Energie im Alltag. Ob du stehst, gehst, sitzt oder Sport treibst – dein Körper sollte dich dabei unterstützen, statt dich einzuschränken.

Die Übungen in diesem Kapitel helfen dir, genau das zu erreichen. Sie sind einfach durchzuführen und lassen sich problemlos in deinen Alltag integrieren, ob zu Hause, im Büro oder unterwegs. Mit diesen gezielten Maßnahmen stärkst du nicht nur deinen Rücken, sondern den gesamten Körper – vom Kopf bis zu den Füßen.

Ursache finden – ganzheitlicher Ansatz

In den letzten 20 Jahren habe ich viele wertvolle Erfahrungen gesammelt und bereits Hunderten von Menschen geholfen, ihre Beschwerden – seien es Rückenschmerzen, Hüftschmerzen, Nackenschmerzen oder Knieschmerzen – langfristig in den Griff zu bekommen. Besonders bei Patient*innen mit chronischen Rückenbeschwerden war es oft notwendig, den Körper ganzheitlich zu betrachten und von Kopf bis Fuß nach den Ursachen zu suchen.

Was bedeutet das für dich? Für den Fall, dass die Übungen, die du in diesem Buch findest, dir nach einer gewissen Zeit nicht dabei helfen, deine Beschwerden zu verbessern – vorausgesetzt, du führst sie regelmäßig aus –, habe ich vorgesorgt. In diesem Buch biete ich dir auch einen ganzheitlichen Ansatz an, der den gesamten Körper mobilisiert, stabilisiert und kräftigt.

Daher erwarten dich in diesem Kapitel weitere Übungen, die du ganz einfach in deinen Alltag integrieren kannst – egal ob zu Hause, mit oder ohne Equipment. Ziel ist es, die tatsächlichen Ursachen deiner Beschwerden zu erkennen und gezielt anzugehen.

Ich wünsche dir viel Freude bei der Umsetzung dieser Übungen und bin mir sicher, dass du bald positive Ergebnisse erzielen wirst.

Aus der Praxis

Mit meinem ganzheitlichen Ansatz habe ich bereits sehr vielen Menschen geholfen, ihre körperlichen Beschwerden nachhaltig zu lindern. Egal ob es Marianne war, die 15 Jahre lang Rückenschmerzen hatte und seit fünf Jahren regelmäßig Medikamente nehmen musste – nach nur drei Wochen konnte sie auf Schmerzmittel verzichten und war nach neun Wochen in unserem Konzept fast schmerzfrei. Oder Bernd, der ein neues Kniegelenk erwartete, sich aber nach drei Wochen Zusammenarbeit gegen eine Operation entschieden hat, weil es seinem Knie spürbar besser ging. Ein weiteres Beispiel ist Jana, die als Erzieherin nicht mehr richtig arbeiten konnte, weil ihre Knie und ihr Rücken schmerzten. Heute spielt sie wieder stundenlang im Sand mit ihren Kindern und kann mit vollem Selbstbewusstsein nicht nur arbeiten, sondern auch ihrem alten Hobby, dem Tanzen, nachgehen. Diese und viele weitere Geschichten sind keine Zufälle, sondern der Beweis für meine langjährige Erfahrung. Falls du für dich noch keine Lösung gefunden hast und ein ganzheitliches Konzept suchst, kannst du dich kostenfrei von mir beraten lassen. Mehr Infos zur kostenfreien Beratung findest du auf meinem Instagram-Account.

Chronische Beschwerden – warum du ganzheitlich denken solltest

Es ist wichtig, Rückenbeschwerden nachhaltig anzugehen und den gesamten Körper von Kopf bis Fuß in Betracht zu ziehen, weil der Körper ein integriertes System ist, in dem alle Teile miteinander verbunden sind. Die Zusammenhänge, warum du deine Rückenschmerzen ganzheitlich betrachten solltest, sind die folgenden:

- **Kettenreaktionen:** Der Körper funktioniert in biomechanischen Ketten, das heißt, Probleme in einem Bereich können sich auf andere Bereiche auswirken. Zum Beispiel können Fehlstellungen oder Ungleichgewichte in den Füßen oder Knien zu Fehlhaltungen und Verspannungen im Rücken führen.
- **Haltung und Bewegung:** Eine schlechte Körperhaltung oder falsche Bewegungsmuster können sich auf den Rücken auswirken. Wenn man nur die Symptome im Rücken behandelt, ohne die zugrunde liegenden Ursachen in anderen Körperteilen zu berücksichtigen, ist es wahrscheinlich, dass die Beschwerden wieder auftreten.
- **Vorbeugung von Folgeproblemen:** Wenn man nur die Rückenschmerzen behandelt, ohne die zugrunde liegenden Ursachen anzugehen, können andere Probleme entstehen. Zum Beispiel kann eine Schonhaltung, die eingenommen wird, um Rückenschmerzen zu vermeiden, zu Hüft-, Knie- oder Nackenproblemen führen.
- **Optimierung der gesamten Körperfunktion:** Durch die Berücksichtigung des gesamten Körpers können Dysbalancen, die zu den Rückenschmerzen führen, identifiziert und korrigiert werden. Dies fördert eine

bessere Körperhaltung, Beweglichkeit und Stabilität, was langfristig die Gesundheit und das Wohlbefinden verbessert.

- **Stress und Emotionen:** Rückenschmerzen können auch durch Stress und emotionale Belastungen verursacht oder verstärkt werden. Ein ganzheitlicher Ansatz, der auch den psychischen Zustand berücksichtigt, kann helfen, die Beschwerden zu lindern, indem Stressbewältigungsstrategien entwickelt werden.
- **Nachhaltigkeit:** Ein ganzheitlicher Ansatz zielt darauf ab, die Ursache der Rückenschmerzen zu behandeln, anstatt nur die Symptome zu bekämpfen. Dies führt zu einer nachhaltigeren Schmerzlinderung und einer geringeren Wahrscheinlichkeit, dass die Schmerzen zurückkehren.

Indem man den ganzen Körper in Betracht zieht und nicht nur den schmerzenden Bereich, kann man ein tieferes Verständnis der Ursachen von Rückenschmerzen erlangen und effektivere, nachhaltigere Lösungen finden. Dies fördert nicht nur die Rückengesundheit, sondern auch das allgemeine Wohlbefinden.

Ich spreche aus meiner eigenen Erfahrung, ich habe 15 Jahre lang Schuheinlagen getragen und hatte in dieser Zeit immer wieder Verspannungen, Schmerzen oder Blockaden im Rücken. Die Stellung meines Beckens war nicht richtig und das führte immer mehr zu einer Schonhaltung und mehr Belastung auf Wirbelsäule und Rückenmuskulatur. Erst nachdem ich die Einlagen weggelassen habe und mich ganzheitlich mit meinem Körper auseinandergesetzt habe, sind meine Rückenschmerzen nachhaltig verschwunden.

Und deshalb bekommst du von mir in diesem Buch noch sehr wichtige Ansätze, damit auch du langfristig von meinen Erfahrungen profitieren kannst.

Beginnen wir mit den Füßen.

Die Füße sind das Fundament des Körpers

Dass die Füße das Fundament des Körpers sind, ist eine Aussage, die oft übersehen wird, aber von entscheidender Bedeutung für das Verständnis der ganzheitlichen Gesundheit ist. Als unsere primäre Verbindung zur Erde tragen die Füße nicht nur unser gesamtes Körpergewicht, sondern spielen auch eine wesentliche Rolle in unserer Haltung, Balance und Bewegungskoordination.

Die Füße bilden die Basis, auf der unser Körper ruht. Eine stabile und ausgewogene Fußstruktur ist entscheidend für die Aufrechterhaltung einer gesunden Körperhaltung. Fehlstellungen oder Schwächen in den Füßen können zu einer Kettenreaktion führen, die sich bis zu den Knien, Hüften, dem Rücken und sogar dem Nacken fortsetzt.

Die Art und Weise, wie wir gehen, laufen oder stehen, beeinflusst den gesamten Körper. Wenn die Füße nicht richtig funktionieren, sei es durch Plattfüße, einen Hohlfuß oder andere Fehlstellungen, kann dies zu ungesunden Bewegungsmustern führen, die den Rücken und andere Körperteile belasten. Außerdem sind die Füße dafür verantwortlich, das Körpergewicht gleichmäßig zu verteilen. Wenn diese Verteilung unausgewogen ist, kann dies ebenfalls zu Überlastungen und schließlich zu Schmerzen und Verletzungen in verschiedenen Körperregionen führen. Deshalb ist eine korrekte Fußfunktion wichtig, um eine gleichmäßige Belastung der Gelenke und Muskeln zu gewährleisten und vor Überbeanspruchung zu schützen.

Fazit

Die Füße sind mehr als nur das Ende unseres Körpers; sie sind das Fundament, auf dem unsere gesamte physische Struktur aufbaut. Ihre Gesundheit ist eng mit der Gesundheit des Körpers verbunden. Indem wir unseren Füßen die Aufmerksamkeit schenken, die sie verdienen, können wir nicht nur lokale Probleme vermeiden, sondern auch das allgemeine Wohlbefinden und die Lebensqualität verbessern.

DIE FÜSSE AUSROLLEN – KLEINE ROUTINE MIT GROSSEM EFFEKT

Falls du mir noch nicht auf Instagram oder anderen Social-Media-Kanälen folgst, dann wäre jetzt der richtige Zeitpunkt, das zu tun, denn dort zeige ich in meinen Stories, wie ich die Füße ausrolle, und poste auch regelmäßig Feedback von anderen Menschen, die bereits diese kleine Routine erfolgreich in ihren Alltag integriert haben. Was du für diese Übung brauchst, ist entweder ein Tennisball, ein Faszienball oder ein härterer Igelball, wie ich ihn gern benutze. Jeden Morgen oder zumindest einmal am Tag solltest du mit deinem Equipment die Füße beziehungsweise deine Fußsohlen entweder im Sitzen oder im Stehen für drei bis fünf Minuten pro Fuß ausrollen. Diese Übung fördert die Durchblutung, entspannt die Fußmuskulatur und kann Verspannungen im gesamten Körper lindern, da die Füße eine wichtige Rolle für die Haltung spielen.

Mobility

FÜSSE AUSROLLEN

1. Stelle dich aufrecht hin oder setze dich entspannt auf einen Stuhl, sodass du einen Fuß frei bewegen kannst. Lege einen Igelball oder einen Massageball unter deinen Fuß. Übe leichten bis mittleren Druck auf den Ball aus, indem du dein Gewicht kontrolliert auf den Fuß verlagerst.

2. Beginne nun mit dem Längsausrollen. Rolle dazu den Ball langsam von der Ferse bis zu den Fußballen vor und zurück. Führe die Bewegung in einem gleichmäßigen Tempo aus, während du den Druck beibehältst. Achte darauf, alle Bereiche der Fußsohle zu bearbeiten, insbesondere die Mitte des Fußes.

3. Nun folgen das Querrollen und das Ausrollen des Zehenbereichs. Bewege den Fuß seitlich von links nach rechts, um die Fußsohle quer auszurollen. Lege den Ball unter die Zehen und massiere diesen Bereich, indem du den Ball quer bewegst. Konzentriere dich auf Bereiche, die sich besonders verspannt anfühlen, aber übe keinen übermäßigen Druck aus. Wiederhole das Ausrollen für 30 bis 60 Sekunden pro Fuß.

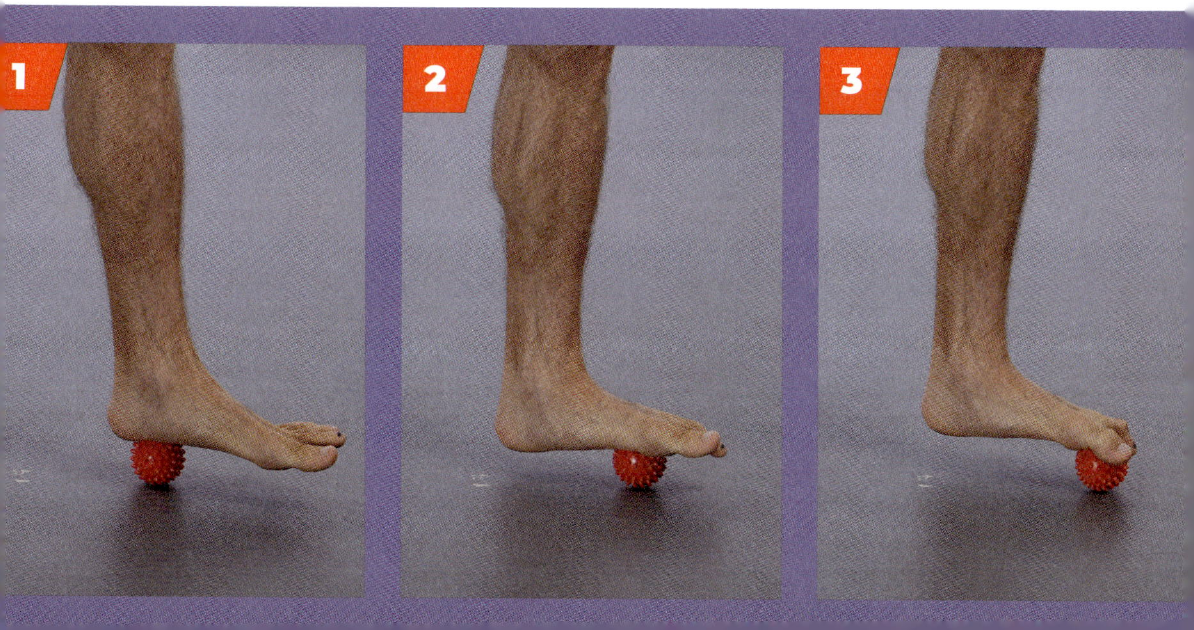

WIE BEWEGLICH SIND DEINE ZEHEN? – FUSSGYMNASTIK

Wann hast du das letzte Mal versucht, deine Zehen einzeln vom Boden anzuheben? Ohne dabei zu verkrampfen, den Fuß mitzubewegen oder umzufallen? Tue mir bitte jetzt einen Gefallen, unterbrich bitte das Lesen, stelle einen Fuß auf den Boden und hebe deinen großen Zeh einzeln vom Boden ab. Und nun lasse den großen Zeh am Boden und hebe die anderen vier Zehen gleichzeitig vom Boden ab. Schaffst du das? Falls nicht, dann brauchst du dich nicht schlecht zu fühlen, denn die meisten Menschen bekommen das beim ersten Mal überhaupt nicht hin. Das heißt für dich, dass du nicht nur das Ausrollen der Füße in deinen Alltag integrieren solltest, sondern zusätzlich noch eine Fußgymnastik.

Unter Fußgymnastik versteht man eine Reihe von Übungen, die darauf abzielen, die Muskulatur, Beweglichkeit und Koordination der Füße zu verbessern. Diese Übungen sind meist einfach auszuführen und können ohne große Hilfsmittel durchgeführt werden. Ziel der Fußgymnastik ist es, die Füße zu stärken, sie beweglich zu halten und Fehlbelastungen zu korrigieren.

Hier sind einige Übungsbeispiele für dich, die du ohne Probleme zu Hause oder auch bei der Arbeit machen kannst.

- **Zehenkrallen und -strecken:** Setze dich auf einen Stuhl und stelle deine Füße flach auf den Boden. Kralle die Zehen zusammen, als würdest du etwas greifen wollen, und strecke sie dann so weit wie möglich auseinander. Wiederhole dies 10- bis 15-mal.
- **Fußkreisen:** Setze dich hin und strecke ein Bein aus. Kreise den Fuß langsam im Uhrzeigersinn und dann in die entgegengesetzte Richtung. Mache dies 10-mal in jede Richtung, um die Beweglichkeit des Sprunggelenks zu verbessern.

- **Fersen- und Zehenstand:** Stehe aufrecht und stelle dich abwechselnd auf die Zehen und dann auf die Fersen. Diese Übung stärkt die Fuß- und Wadenmuskulatur. Wiederhole dies 10- bis 15-mal. Zusätzlich kannst du ein paar Schritte nach vorne und zurück machen im Fersen- oder Zehengang.
- **Handtuch greifen:** Lege ein Handtuch flach auf den Boden. Versuche, das Handtuch mit den Zehen aufzuheben und es zu dir zu ziehen. Dies trainiert die Greifmuskeln der Füße.
- **Murmelspiel:** Streue kleine Gegenstände (zum Beispiel Murmeln) auf den Boden und versuche, sie mit den Zehen aufzuheben und in einen Behälter zu legen. Diese Übung verbessert die Feinmotorik und Kraft in den Zehen.

Sei dir bitte bewusst, dass es nicht darauf ankommt, jeden Tag alle Übungen zu machen, sondern sich am Tag immer wieder mal fünf bis zehn Minuten Zeit zwischendurch zu nehmen, egal ob in der Küche wartend, bis der Kaffee fertig gekocht ist, oder ob man auf dem Boden mit den Kindern spielt, es gibt immer Möglichkeiten, um die Zehen und Fußgelenke durchzubewegen. Vertrau mir, wenn du da dranbleibst, dann wirst du mit der Zeit merken, wie es deinem gesamten Körper besser geht. Was ich dir auf jeden Fall noch empfehlen kann, ist das Barfußlaufen, am besten auf der Erde im Garten, im Wald oder über Steine. Gewöhne deine Fuß- und Zehenmuskeln an eine andere Umgebung, dadurch werden diese stärker und beweglicher. Und zum Schluss besteht noch die Möglichkeit, sich schöne Barfußschuhe zu kaufen. Ich bin ein großer Fan von Barfußschuhen und trage diese fast nur noch im Alltag. Barfußschuhe sind eine große Unterstützung und bringen dich dazu, deine Fußmuskulatur beim Laufen aktiv zu benutzen.

SCHUHEINLAGEN: SINNVOLL ODER GELDMACHEREI?

Schuheinlagen, auch orthopädische Einlagen genannt, werden häufig verschrieben oder gekauft, um Fußprobleme zu lindern und die Fußstellung zu korrigieren. Während sie kurzfristig Linderung bringen können, gibt es einige Argumente, warum Schuheinlagen langfristig möglicherweise keinen Erfolg bringen und sogar die Fußmuskulatur schwächen können:

- Schuheinlagen stützen den Fuß und nehmen ihm dabei einen Teil der Arbeit ab, die normalerweise von den Fußmuskeln erledigt wird. Diese Passivität führt dazu, dass die Muskeln nicht ausreichend beansprucht werden. Über längere Zeit kann dies zu einer Abschwächung der Fußmuskulatur führen, ähnlich wie ein Muskel, der nicht trainiert wird, an Kraft und Volumen verliert.
- Die Füße sind darauf ausgelegt, sich an unterschiedliche Untergründe und Belastungen anzupassen. Schuheinlagen können diesen Anpassungsprozess einschränken, da sie eine gleichbleibende Unterstützung bieten und die natürliche Fähigkeit der Füße, auf unebenem Boden zu reagieren und sich selbst zu stabilisieren, mindern. Das führt langfristig zu einer verminderten Beweglichkeit und Reaktionsfähigkeit der Füße.
- Schuheinlagen behandeln oft nur die Symptome, nicht aber die zugrunde liegenden Ursachen von Fußproblemen. Häufig entstehen Fußprobleme durch schwache Muskulatur, falsche Bewegungsmuster oder eine ungünstige Körperhaltung. Schuheinlagen korrigieren die Fußstellung mechanisch, ohne diese grundlegenden Probleme anzugehen. Dadurch bleibt das Risiko bestehen, dass die Beschwerden zurückkehren oder sich verschlimmern, sobald die Einlagen nicht mehr getragen werden.

- Da der Körper eine Einheit ist, können Veränderungen an den Füßen durch Schuheinlagen auch Auswirkungen auf die gesamte Körperhaltung und -mechanik haben. Es besteht das Risiko, dass Einlagen Fehlstellungen oder Dysbalancen in anderen Körperbereichen hervorrufen oder verstärken, zum Beispiel in den Knien, Hüften oder im Rücken.

In Ausnahmefällen wie bei anatomisch bedingten Beinlängendifferenzen oder angeborenen Deformitäten der Füße sind Schuheinlagen unvermeidlich und sollten als Unterstützung getragen werden.

Auswirkung der Hüfte auf deinen Rücken

Die Hüfte spielt eine zentrale Rolle für die Gesundheit und Stabilität des Rückens. Da der Körper ein komplexes Zusammenspiel von Muskeln, Knochen und Gelenken ist, hat die Hüfte direkte und indirekte Auswirkungen auf den Rücken.

Die Hüfte ist über das Becken direkt mit der Wirbelsäule verbunden. Die Position des Beckens beeinflusst die natürliche Krümmung der Wirbelsäule. Ein nach vorne gekipptes Becken (Hohlkreuz) kann zu einer übermäßigen Belastung der Lendenwirbelsäule führen, während ein nach hinten gekipptes Becken (Flachrücken) die natürliche Kurve der Wirbelsäule abflacht, was ebenfalls Rückenprobleme hervorrufen kann. Unterschiedliche Beinlängen oder eine ungleichmäßige Belastung der Hüften können das Becken schief stellen und somit die Wirbelsäule seitlich verkrümmen. Diese Fehlstellungen können langfristig Rückenschmerzen und Muskelverspannungen verursachen.

Ist die Hüftbeweglichkeit oder -stabilität unzureichend, kann dies dazu führen, dass der Rücken unnatürliche Bewegungsmuster kompensieren muss, was eine Überlastung zur Folge hat. Zum Beispiel kann eine eingeschränkte Hüftrotation bewirken, dass der untere Rücken bei jeder Bewegung verdreht wird, was das Risiko von Verletzungen erhöht.

Und deshalb erhöht eine schlecht funktionierende Hüfte das Risiko von Rückenverletzungen, insbesondere bei Belastungen wie Heben, Bücken oder Drehen. Wenn die Hüfte ihre Stabilitäts- oder Bewegungsaufgaben nicht korrekt erfüllt, wird der Rücken anfälliger für Verletzungen, wie Bandscheibenvorfälle oder Muskelzerrungen.

Ein verspannter Hüftbeuger *(Musculus iliopsoas)* spielt eine entscheidende Rolle für unsere Rückenschmerzen. Die Muskeln können die Lendenwirbelsäule nach vorne ziehen, was die untere Rückenmuskulatur überlastet und zu Schmerzen führen kann. Umgekehrt kann eine schwache Hüftmuskulatur dazu führen, dass der Rücken mehr Arbeit leisten muss, um die Haltung zu stabilisieren.

Und dann haben wir noch die Gesäßmuskeln (Glutealmuskeln), die entscheidend für die Stabilität des Beckens und der Hüfte sind. Schwache oder inaktive Gesäßmuskeln können zu einer Überbelastung des unteren Rückens führen, da dieser versucht, die fehlende Stabilität auszugleichen.

DIE HÜFTE KRÄFTIGEN – MEHR KRAFT = MEHR BELASTUNG IM ALLTAG

Eine starke und kraftvolle Hüfte bringt zahlreiche Vorteile für die allgemeine Gesundheit, Beweglichkeit und körperliche Leistungsfähigkeit. Die starke Hüftmuskulatur unterstützt das Becken und die Wirbelsäule, was zu einer besseren Haltung und mehr Stabilität beim Stehen, Gehen und Laufen führt. Dies hilft, Fehlhaltungen zu korrigieren und zu vermeiden, was das Risiko von Rücken- und Gelenkschmerzen reduziert.

Dafür eignen sich folgende Übungen:

Hüftbrücke (Bridge): Lege dich auf den Rücken, die Knie gebeugt und die Füße flach auf dem Boden. Hebe das Becken an, bis der Körper von den Schultern bis zu den Knien eine gerade Linie bildet. Halte die Position für ein paar Sekunden und senke dann langsam ab.
Diese Übung stärkt die Gesäßmuskeln, den unteren Rücken und die Hüftbeuger.

Kniebeugen (Squats): Stehe hüftbreit, senke das Gesäß nach unten und hinten ab, als würdest du dich auf einen Stuhl setzen. Kehre in die Ausgangsposition zurück, indem du dich durch die Fersen nach oben drückst.
Diese Übung trainiert die Hüftstrecker, Oberschenkelmuskulatur und Gesäßmuskeln.

Beckenheben mit einem Bein: Begib dich in die Rückenlage, mit einem Bein angehoben, hebe das Becken an, während das andere Bein in der Luft bleibt.
Diese Übung verstärkt die Herausforderung und trainiert zusätzlich die Balance. Zudem fördert sie die Kraft und Stabilität der Hüfte und Gesäßmuskeln sowie die Symmetrie der Beinmuskulatur.

Ausfallschritte (Lunges): Mache einen großen Schritt nach vorne und senke den Körper ab, bis beide Knie einen 90-Grad-Winkel bilden. Das hintere Knie sollte fast den Boden berühren. Drücke dich durch die Ferse des vorderen Fußes zurück in die Ausgangsposition.
Mit dieser Übung kräftigst du die Hüftstrecker, Gesäßmuskeln, Oberschenkel und verbesserst die Balance.

DEHNEN DES HÜFTBEUGERS

Das Dehnen der Hüftbeuger hat mehrere physiologische und biomechanische Wirkungen. Dehnungen helfen, die Spannung im Hüftbeuger zu reduzieren. Wenn der Muskel entspannt ist, kann er sich wieder in seine volle Länge ausdehnen, was die Beweglichkeit verbessert.

Durch Dehnübungen wird die Durchblutung im Bereich der Hüftbeuger und des umliegenden Gewebes gefördert. Eine bessere Durchblutung sorgt für eine effizientere Nährstoffversorgung der Muskeln und unterstützt die Regeneration.

Indem der Hüftbeuger regelmäßig gedehnt wird, bleibt das Gleichgewicht zwischen den Hüftbeugern und den Hüftstreckern (zum Beispiel Gesäßmuskeln und hintere Oberschenkelmuskeln) erhalten. Dieses Gleichgewicht ist wichtig, um Dysbalancen zu vermeiden, die zu Fehlhaltungen und Schmerzen führen können. Eine normale Länge der Hüftbeuger trägt zur Stabilität der Wirbelsäule bei, insbesondere im unteren Rückenbereich. Wenn die Hüftbeuger gedehnt und nicht verkürzt sind, wird die Wirbelsäule weniger belastet und kann ihre natürliche Krümmung beibehalten.

Wie kannst du deinen Hüftbeuger dehnen und vor allem wann? Also ich mache es jeden Tag für 90 Sekunden pro Seite beim Zähneputzen. Im Prinzip musst du dir nur die Zeit dazu nehmen und egal, wo du dich befindest, die Schritte der folgenden Übung »Hüftbeuger dehnen« durchführen.

Diese Übung dehnt den Hüftbeuger und die umliegenden Muskeln effektiv. Sie hilft, die Flexibilität in den Hüften zu verbessern, das Becken neu auszurichten und den unteren Rücken zu entlasten.

Dehnen

HÜFTBEUGER DEHNEN

1. Beginne im Kniestand. Stelle einen Fuß weit vor dir auf, das vordere Knie bildet einen 90-Grad-Winkel. Dein hinteres Knie bleibt am Boden und der Unterschenkel ist entspannt nach hinten gestreckt.

2. Schiebe deine Hüfte kontrolliert nach vorne, bis du eine Dehnung im vorderen Bereich der Hüfte des hinteren Beins spürst. Dein Oberkörper bleibt aufrecht, um ein Hohlkreuz zu vermeiden. Spanne dazu die Bauchmuskulatur leicht an. Halte die Dehnung für 30 bis 60 Sekunden, während du ruhig und gleichmäßig atmest. Wiederhole die Übung mit dem anderen Bein.

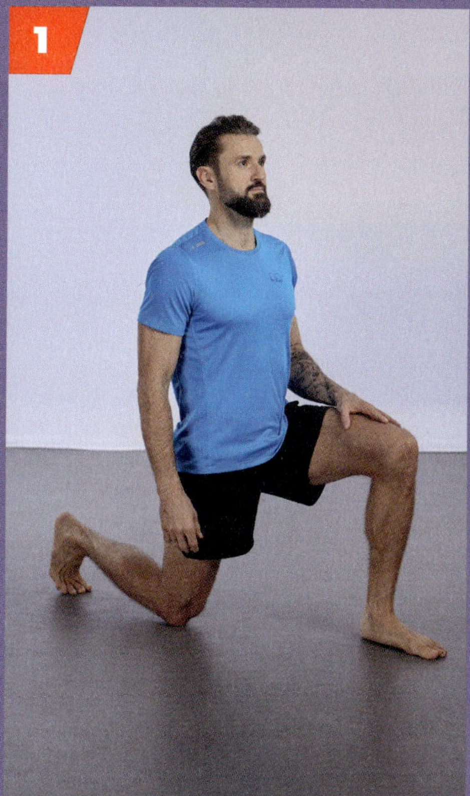

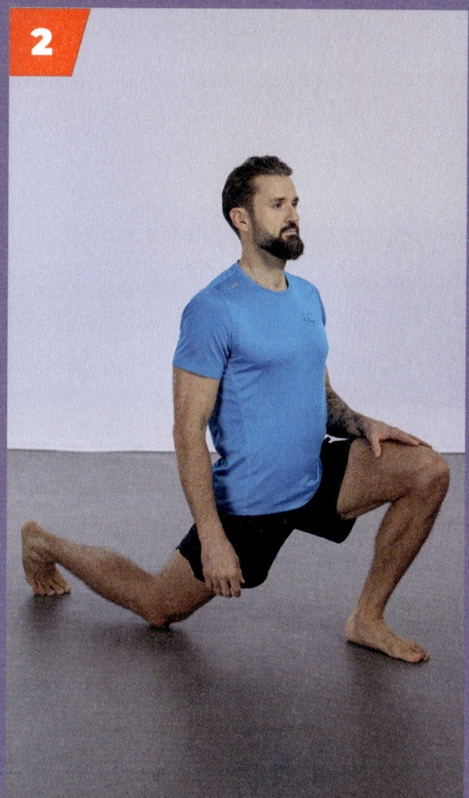

Fazit

Das tägliche Dehnen der Hüftbeuger ist eine einfache, aber wirkungsvolle Methode, um Muskelverkürzungen vorzubeugen, die Körperhaltung zu verbessern, Rückenschmerzen zu lindern und die Beweglichkeit zu fördern. Indem du diese Dehnübungen in deine tägliche Routine integrierst, kannst du nicht nur akute Beschwerden vermeiden, sondern auch langfristig zur Erhaltung der allgemeinen körperlichen Gesundheit beitragen.

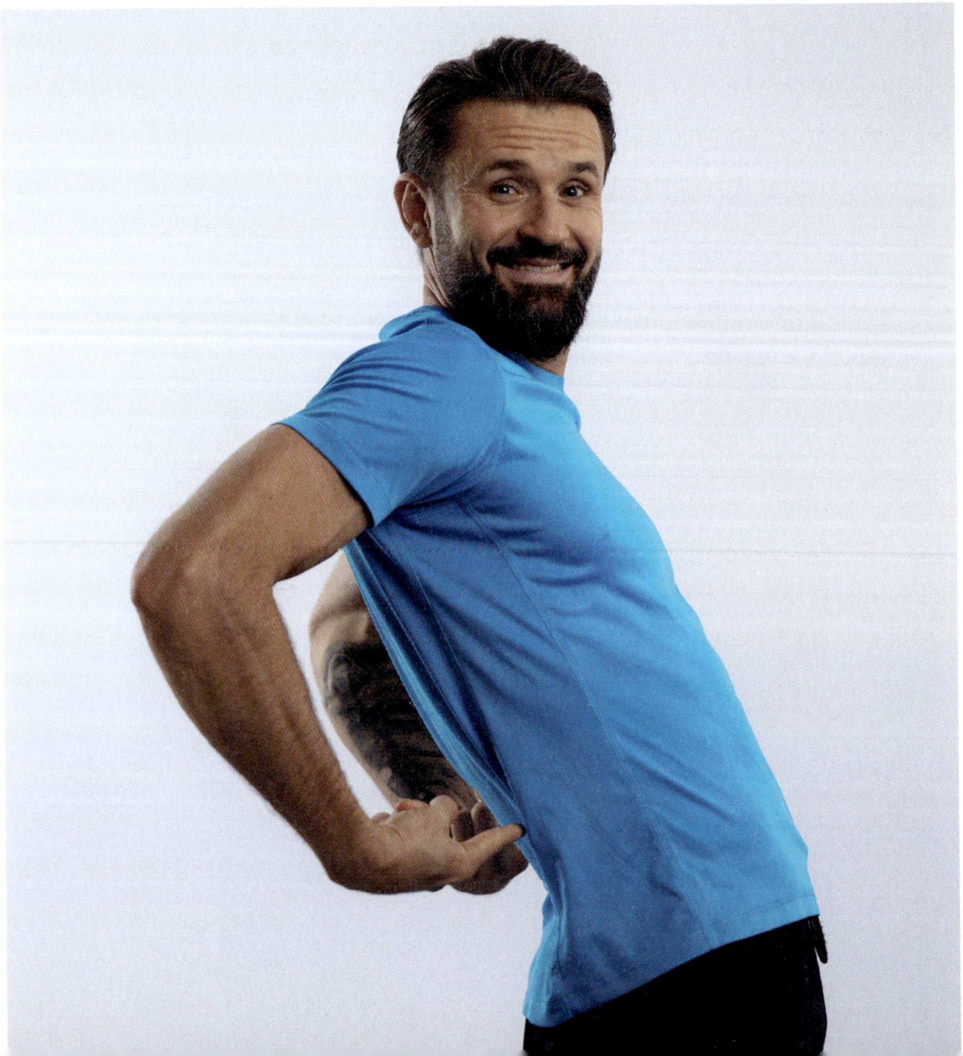

HAST DU EINE TÄNZERHÜFTE?

Warum du eine gute Beweglichkeit in der Hüfte brauchst, haben wir bereits in den letzten Abschnitten geklärt. Jetzt solltest du wissen, dass die Innenrotation der Hüfte häufig die am stärksten eingeschränkte Bewegung ist. Die Hüftinnenrotation ist wichtig für viele alltägliche Bewegungen sowie sportliche Aktivitäten. Eine eingeschränkte Innenrotation kann zu kompensatorischen Bewegungen in anderen Gelenken führen, was wiederum das Verletzungsrisiko erhöht.

Zusätzlich zur Innenrotation können auch die Hüftbeugung und Hüftstreckung eingeschränkt sein, insbesondere bei Menschen, die viel sitzen oder wenig körperlich aktiv sind. Die Hüftbeuger verkürzen sich oft durch langes Sitzen, was die Hüftstreckung einschränkt und zu Problemen wie Rückenschmerzen führen kann. Mit der folgenden Mobilisationsübung wirst du die Beweglichkeit der Innen- sowie auch der Außenrotation deiner Hüfte verbessern.

Mobility

INNEN- UND AUSSENROTATION DER HÜFTE

1. Setze dich auf den Boden und stelle die Füße mit angewinkelten Knien auf den Boden. Richte den Oberkörper auf und stütze dich mit beiden Händen hinter deinem Rücken auf dem Boden ab. Deine Arme sind leicht angewinkelt, um Stabilität zu bieten.

2. Beginne, beide Knie gleichzeitig zur rechten Seite zu senken. Achte darauf, dass dein Oberkörper stabil bleibt und sich nicht mit dreht. Senke die Knie so weit wie möglich in Richtung Boden ab, ohne dass Schmerzen auftreten. Atme dabei aus. Spüre die Dehnung und Mobilisation in der Hüftmuskulatur.

3. Führe die Knie bei der Einatmung zurück in die Ausgangsposition. Wiederhole dieselbe Bewegung zur linken Seite, indem du die Knie erneut so weit wie möglich absenkst. Atme dabei aus. Wiederhole die Übung für 30 bis 60 Sekunden, abwechselnd nach rechts und links.

Hinweise zur Ausführung

- Führe die Bewegung langsam und kontrolliert aus, um die Hüftgelenke sicher zu mobilisieren.
- Achte darauf, dass du keine Schmerzen hast und die Bewegung angenehm bleibt. Diese Übung fördert die Beweglichkeit in der Hüfte und lockert Verspannungen in diesem Bereich.

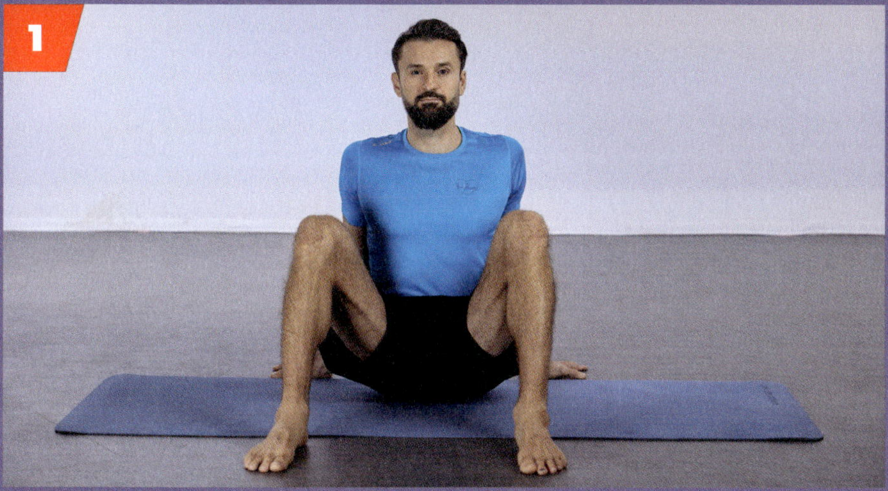
1

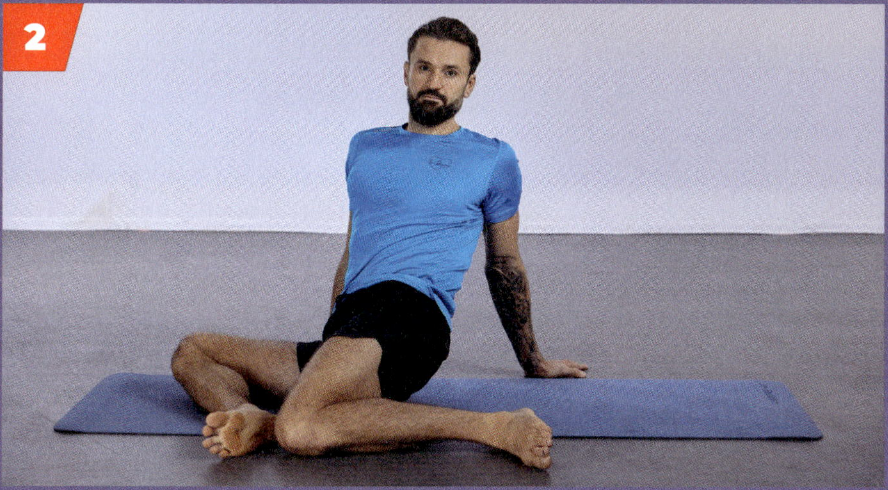
2

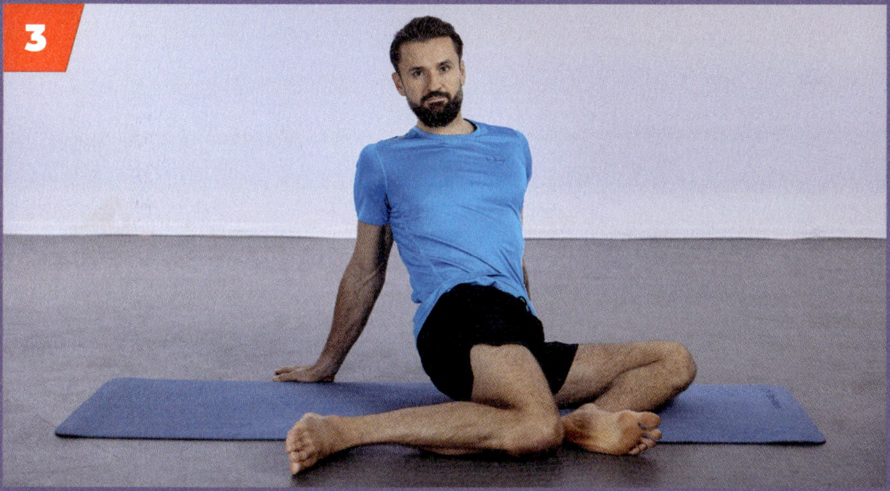
3

Der Rumpf ist Trumpf

Der untere Rücken ist entscheidend für die allgemeine Körperfunktion, die Beweglichkeit und die Stabilität. Er trägt wesentlich zur Lebensqualität bei, indem er uns ermöglicht, alltägliche Aktivitäten ohne Schmerzen oder Einschränkungen auszuführen. Daher ist es wichtig, den unteren Rücken durch gezielte Übungen, eine gute Körperhaltung und das Vermeiden von Überlastungen zu pflegen und zu stärken.

DIE UNTERE RÜCKENMUSKULATUR STABILISIEREN

Die Stabilisierung der Muskulatur im unteren Rücken ist aus mehreren wichtigen Gründen essenziell für die Gesundheit und das Wohlbefinden:

- **Vermeidung von Rückenschmerzen:** Eine starke Muskulatur im unteren Rücken hilft, die Wirbelsäule zu unterstützen und das Risiko von Verletzungen und chronischen Rückenschmerzen zu reduzieren.
- **Stabilität der Wirbelsäule:** Die Muskeln im unteren Rücken, insbesondere die tief liegenden Muskeln, wie der *Musculus multifidus* und die *Erector Spinae*, tragen zur Stabilität der Wirbelsäule bei. Diese Muskeln helfen, die Wirbel in ihrer richtigen Position zu halten, was die Gefahr von Bandscheibenvorfällen und anderen Wirbelsäulenverletzungen verringert.
- **Verbesserte Körperhaltung:** Ein stabiler unterer Rücken trägt zu einer besseren Körperhaltung bei. Eine schwache Rückenmuskulatur kann zu einer Fehlhaltung führen, wie zum Beispiel einem Hohlkreuz *(Hyperlordose)*, was wiederum Rückenschmerzen und andere Probleme nach sich ziehen kann. Eine starke und stabile Rückenmuskulatur unterstützt eine aufrechte, gesunde Haltung.

- **Effizienter Kraftübergang:** Der untere Rücken spielt eine zentrale Rolle bei der Kraftübertragung zwischen Ober- und Unterkörper. Eine stabile Muskulatur in diesem Bereich ermöglicht es, Kraft effizienter zu übertragen, was insbesondere bei sportlichen Aktivitäten und beim Heben von Gegenständen wichtig ist.
- **Förderung der allgemeinen Mobilität:** Eine stabile Rückenmuskulatur ist entscheidend für die allgemeine Mobilität und Flexibilität. Sie ermöglicht es, sich sicher und ohne Schmerzen zu bewegen, was im Alltag, beim Sport und im Alter besonders wichtig ist.

Fazit

Zusammenfassend lässt sich sagen, dass die Stabilisierung der Muskulatur im unteren Rücken nicht nur dazu beiträgt, Rückenschmerzen zu vermeiden, sondern auch die allgemeine Stabilität, Haltung und Beweglichkeit des Körpers fördert. Sie ist ein zentraler Bestandteil eines gesunden und aktiven Lebensstils.

Stability

UNTERARMSTÜTZ

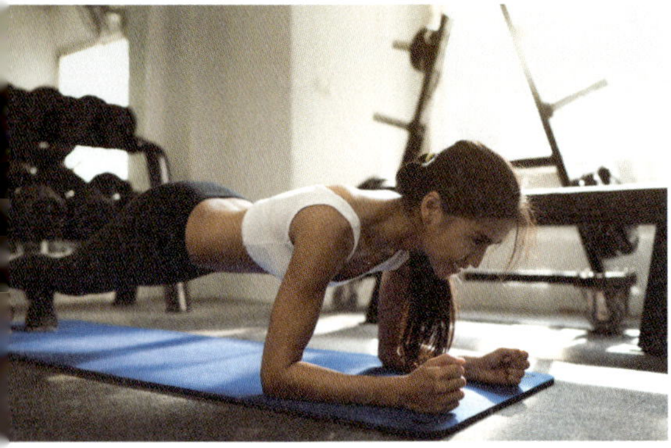

Einer der besten und effektivsten Übungen für die Stabilität des Rumpfes ist der Unterarmstütz, auch Plank genannt. Du kannst die Übung wie folgt ausführen:

Beginne in einer Liegestützposition, stütze dich jedoch auf deine Unterarme statt auf die Hände, mit den Ellenbogen direkt unter den Schultern. Als Anfänger kannst du dich am Anfang auch mit den Knien am Boden abstützen. Spanne Bauch- und Gesäßmuskulatur an, halte deinen Körper in einer geraden Linie von Kopf bis Fuß. Vermeide ein Durchhängen oder Hochziehen der Hüften. Halte die Position für 30 bis 60 Sekunden.

DEN UNTEREN RÜCKEN KRÄFTIGEN – DIE BANDSCHEIBEN KOMMEN GANZ ZUM SCHLUSS

Durch die Stärkung der Muskulatur im unteren Rücken wird die Wirbelsäule ebenfalls stabilisiert, was den Druck auf die Bandscheiben verringert. Eine starke Muskulatur kann besser die Belastungen aufnehmen, die sonst direkt auf die Bandscheiben wirken würden. Dies führt zu einer gleichmäßigen Verteilung des Drucks auf die Bandscheiben, reduziert den Verschleiß und schützt vor Verletzungen wie einem Bandscheibenvorfall.

Und deshalb ist es essenziell, deine Rückenmuskulatur zwei- bis dreimal pro Woche mit gezielten Übungen zu kräftigen. So sorgst du dafür, dass deine Bandscheiben sich erst im hohen Alter, wenn überhaupt, bemerkbar machen werden.

Kräftigung

KREUZHEBEN

Mit einer Kraftübung wie Kreuzheben, auch Deadlift genannt, wirst du nicht nur deine Rückenmuskulatur kräftigen und stabilisieren, sondern auch lernen, rückengerecht Gegenstände vom Boden aufzuheben.

Du kannst die Übung wie folgt ausführen:

1. Stelle dich hüftbreit hin, nimm zwei Kurzhanteln oder Wasserflaschen in die Hände. Die Hanteln sollten an den Oberschenkeln ruhen, die Handflächen zeigen zum Körper.

2. Halte den Rücken gerade, die Brust raus und ziehe die Schultern nach hinten zurück. Senke die Hanteln kontrolliert, soweit es geht, zum Boden ab, indem du die Hüften nach hinten schiebst und die Knie leicht beugst. Der Rücken bleibt während der gesamten Bewegung gerade.

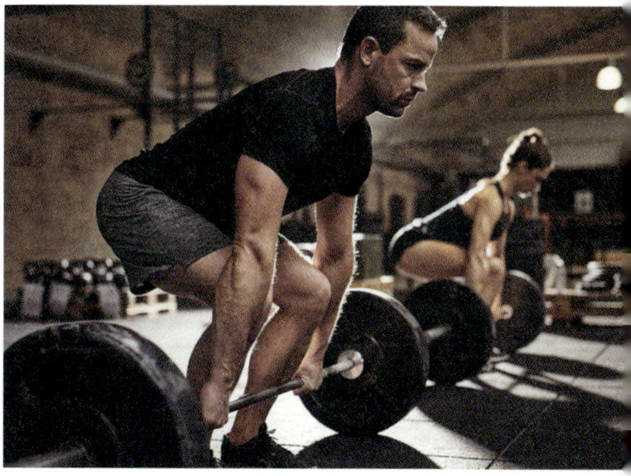

3. Bringe dich nun wieder in die aufrechte Position, indem du die Hüften nach vorne schiebst und die Beine durchstreckst. Wiederhole diese Übung für 3 bis 4 Runden mit jeweils 10 bis 15 Wiederholungen.

DIE BAUCHMUSKULATUR STÄRKEN – WESHALB DIE BAUCHMUSKELN DEINEN RÜCKEN ENTLASTEN

Das Training von gegensätzlich wirkenden Muskeln, die man als Agonisten (der Hauptbewegungsmuskel, der die eigentliche Bewegung ausführt) und Antagonisten (der muskuläre Gegenspieler, der für einen Widerstand sorgt oder die Bewegung in Gegenrichtung ausführt) bezeichnet, ist entscheidend, um muskuläre Dysbalancen zu vermeiden, Verletzungen vorzubeugen, die Gelenkstabilität zu verbessern und die allgemeine Bewegungsqualität zu optimieren. Ein ausgewogenes Training dieser Muskelgruppen führt zu einer besseren Körperhaltung, einer erhöhten Leistungsfähigkeit und einem geringeren Risiko für Überlastungsschäden.

Und unsere Bauchmuskulatur spielt eine zentrale Rolle bei der Prävention und Linderung von Rückenschmerzen, insbesondere im unteren Rücken. Zu ihren wichtigsten Aspekten gehören die Stabilisierung der Wirbelsäule, Vermeidung von Verletzungen, Unterstützung bei Alltagsbewegungen sowie die Druckentlastung der Bandscheiben. Eine gut entwickelte Bauchmuskulatur wirkt wie ein natürliches Korsett, das den Rumpf stabilisiert, die Wirbelsäule unterstützt und den Druck auf den unteren Rücken reduziert. Dies trägt erheblich dazu bei, Rückenschmerzen zu verhindern oder zu lindern. Daher ist es wichtig, die Bauchmuskulatur gezielt zu trainieren, um eine gute Balance zwischen Rücken- und Bauchmuskeln zu gewährleisten.

Kräftigung

BAUCH AUF SPANNUNG

Mit dieser einfachen Kraftübung kannst du dafür sorgen, dass die Bauchmuskeln über den Tag verteilt gestärkt werden.

Du kannst sie wie folgt ausführen:

Bringe deinen Bauch auf Spannung, indem du den Bauchnabel näher zu der Wirbelsäule heranbringst. Atme währenddessen normal weiter.

Egal ob im Sitzen, Stehen, beim Laufen oder vor allem bei körperlicher Belastung, du kannst den Bauch immer auf einer leichten Vorspannung halten. Bringe den Bauch so oft wie möglich auf Spannung, um deine Wirbelsäule zu schützen und die Rückenmuskulatur zu entlasten.

Hinweis zur Ausführung

Wichtig: Dies ist nicht zu verwechseln mit dem »Bauch anspannen«, als ob du vor dem Spiegel »flexen« würdest. Dabei wird oft ausgeatmet und die Luft angehalten, doch mit dieser Technik könntest du nicht für eine lange Zeit deine Tagesaufgaben erledigen.

DIE OBERSCHENKELRÜCKSEITE DEHNEN

Das Dehnen der Oberschenkelrückseite erhöht die Flexibilität der Hamstrings, also der Muskeln der Oberschenkelrückseite, was zu einer verbesserten Bewegungsreichweite in Hüfte und Knie führt. Enge Hamstrings können zu einer Fehlhaltung und einem erhöhten Druck auf den unteren Rücken führen. Das Dehnen dieser Muskeln kann Spannungen im unteren Rückenbereich verringern und Rückenschmerzen lindern. Außerdem unterstützt eine bessere Flexibilität der Hamstrings eine aufrechte Haltung.

Dehnen

HAMSTRINGS DEHNEN

1. Stelle dich aufrecht hin, die Füße etwa hüftbreit auseinander. Halte die Knie durchgestreckt, jedoch nicht überstreckt. Spanne die Bauchmuskulatur an, um den Rücken zu stabilisieren.

2. Beuge dich bei der nächsten Ausatmung langsam aus der Hüfte nach vorne, nicht aus dem unteren Rücken.

3. Führe die Hände in Richtung des Bodens, so weit, wie es angenehm ist. Halte dabei den Rücken gerade und den Blick leicht nach vorne gerichtet. Spüre eine angenehme Dehnung in der Rückseite der Oberschenkel (Hamstrings) und eventuell in den Waden. Halte die Position für 30 bis 60 Sekunden und atme dabei ruhig und gleichmäßig.

Hinweise zur Ausführung

- Führe die Bewegung kontrolliert und ohne Schwung aus.
- Vermeide Schmerzen – du solltest nur ein angenehmes Dehnungsgefühl spüren. Falls die Dehnung zu intensiv ist, beuge dich nicht so weit nach vorne.
- Diese Übung hilft, die Beweglichkeit in den hinteren Oberschenkeln und der Hüfte zu verbessern sowie Verspannungen zu lösen.

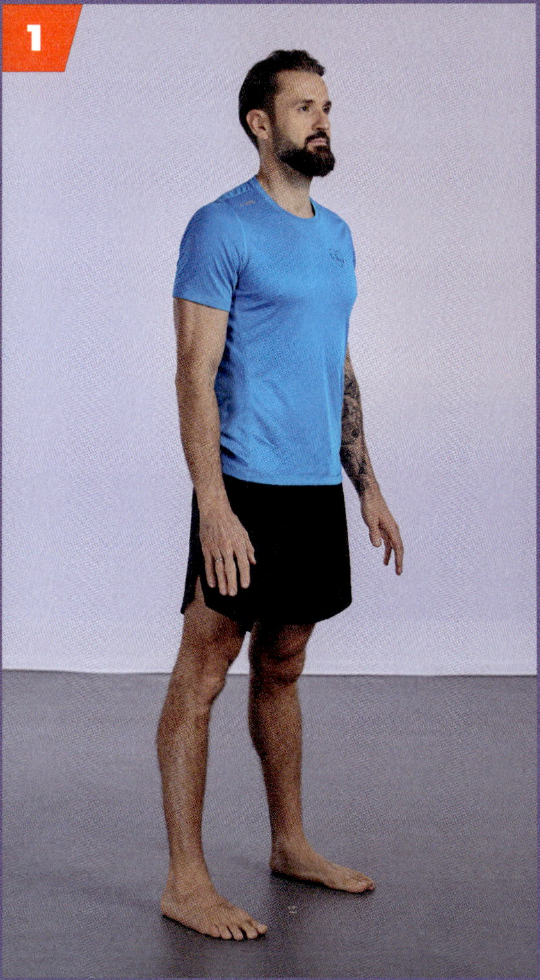

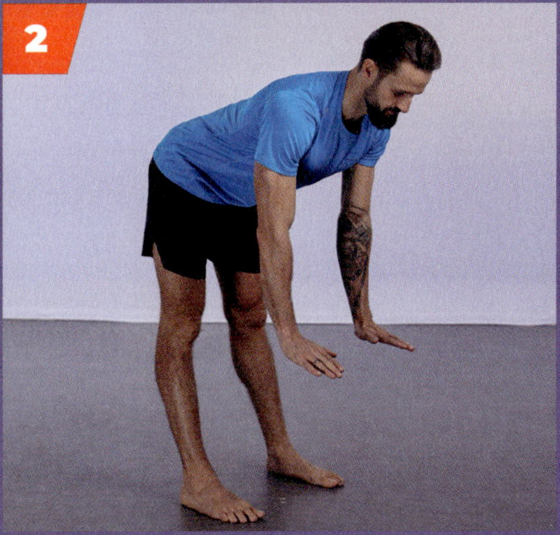

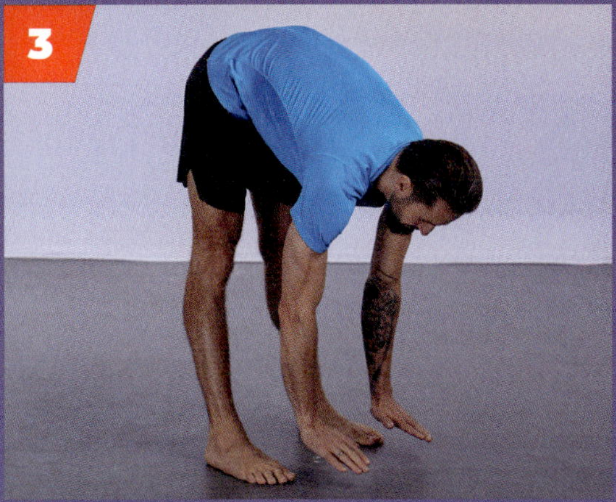

DEN UNTEREN RÜCKEN MOBILISIEREN

Der untere Rücken ist die Schwachstelle des Rückens, weil er den Großteil des Körpergewichts trägt, häufig stark belastet wird und gleichzeitig eine hohe Beweglichkeit erfordert. Dies macht ihn anfällig für Überlastungen, muskuläre Ungleichgewichte und Verletzungen wie Bandscheibenvorfälle oder Rückenschmerzen, insbesondere bei unzureichender Muskelunterstützung und schlechter Haltung.

Mobility

ROTATION DES UNTERKÖRPERS

1. Lege dich auf den Rücken. Die Knie sind angewinkelt und die Fersen stehen fest auf dem Boden. Strecke deine Arme zu beiden Seiten aus, damit sie eine stabile Basis bieten. Halte die Knie eng beieinander, während der Übung werden sie nur gemeinsam bewegt.

2. Drehe bei der Ausatmung beide Knie kontrolliert so weit wie möglich zur rechten Seite in Richtung Boden. Achte darauf, dass deine Schultern und Arme dabei fest am Boden bleiben. Spüre eine leichte Rotation in der Wirbelsäule und eine Dehnung in der seitlichen Rumpfmuskulatur.

3. Beim Einatmen bringe die Knie langsam wieder in die Ausgangsposition zurück. Wiederhole die Bewegung auf der linken Seite und achte darauf, die Bewegung gleichmäßig und ohne Schwung auszuführen. Führe die Übung für 60 Sekunden im Wechsel aus.

Hinweise zur Ausführung

- Achte auf eine entspannte und gleichmäßige Atmung (Ausatmen bei der Rotation, Einatmen beim Zurückkehren in die Ausgangsposition).
- Diese Übung hilft, die Mobilität in der Wirbelsäule zu fördern, Verspannungen im unteren Rücken zu lösen und die Rumpfmuskulatur zu entspannen.

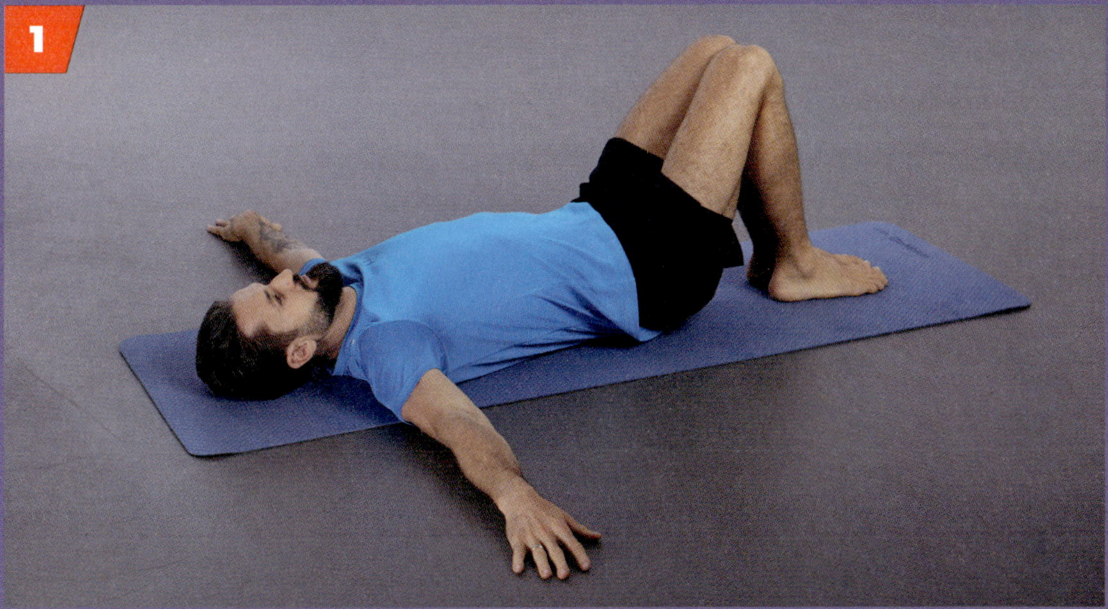

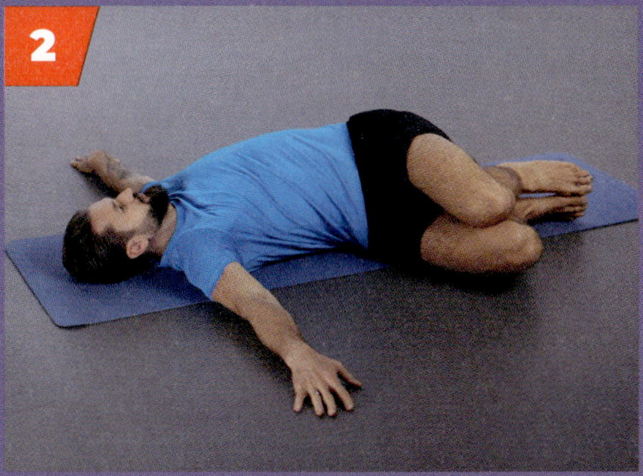

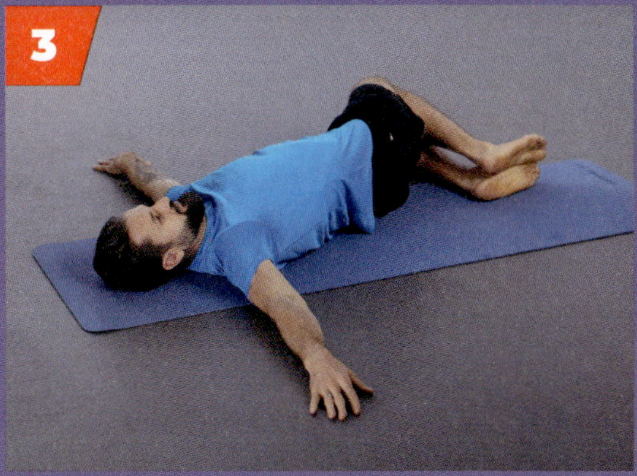

DIE BEDEUTUNG EINER GESCHMEIDIGEN BRUSTWIRBELSÄULE

Die Beweglichkeit der Brustwirbelsäule ist von entscheidender Bedeutung für die allgemeine Gesundheit und Funktion des gesamten Bewegungsapparates. Eine gute Beweglichkeit in der Brustwirbelsäule spielt eine zentrale Rolle bei der Aufrichtung des Körpers und hat weitreichende Auswirkungen auf Haltung, Atmung und die Vermeidung von Schmerzen.

Die Brustwirbelsäule besteht aus zwölf Wirbeln und hat eine natürliche Krümmung *(Kyphose)*. Wenn diese Region steif und unbeweglich wird, neigt der Oberkörper dazu, nach vorne zu fallen, was zu einer Rundrückenhaltung *(Hyperkyphose)* führt. Eine gute Beweglichkeit der Brustwirbelsäule hilft, diese natürliche Krümmung zu erhalten und den Oberkörper in einer aufrechten Position zu halten, was eine gesunde Haltung unterstützt. Außerdem ermöglicht eine flexible Brustwirbelsäule eine größere Bewegungsamplitude in Rotations- und Biegebewegungen des Oberkörpers. Dies ist besonders wichtig für alltägliche Aktivitäten und sportliche Bewegungen, bei denen Drehungen und Biegungen erforderlich sind.

Wenn die Brustwirbelsäule unbeweglich ist, müssen der untere Rücken (Lendenwirbelsäule) und der Nacken (Halswirbelsäule) dies oft kompensieren, was zu übermäßiger Belastung führt und Schmerzen oder Verletzungen in diesen Bereichen verursachen kann. Eine bewegliche Brustwirbelsäule kann die Belastung gleichmäßig verteilen und diese Überkompensationen vermeiden.

Zudem ist die Brustwirbelsäule eng mit den Rippen und der Atemmuskulatur verbunden, weshalb eine steife Brustwirbelsäule die Beweglichkeit des Brustkorbs einschränken und die Atemtiefe verringern kann.

DIE OBERE RÜCKENMUSKULATUR KRÄFTIGEN – VERBESSERE DEINE KÖRPERHALTUNG

Warum ist es überhaupt wichtig, die obere Rückenmuskulatur zu kräftigen? Die obere Rückenmuskulatur, die hauptsächlich aus den Rhomboiden *(Musculi rhomboidei)*, dem Trapezmuskel *(Musculus trapezius)* und den Schulterblattmuskeln besteht, spielt eine entscheidende Rolle für die allgemeine Haltung und das Wohlbefinden. Warum eine Kräftigung dieser Muskeln sinnvoll ist, siehst du anhand der folgenden Gründe.

- **Verbesserung der Körperhaltung:** Eine schwache obere Rückenmuskulatur führt oft zu einer Vorwärtsneigung der Schultern und des Kopfes, was eine schlechte Haltung verursacht (Rundrücken). Eine starke obere Rückenmuskulatur hilft, die Schultern nach hinten zu ziehen und den Oberkörper aufrecht zu halten, was die natürliche Ausrichtung der Wirbelsäule unterstützt.
- **Vorbeugung von Nacken- und Schulterschmerzen:** Eine schwache obere Rückenmuskulatur kann dazu führen, dass der Nacken und die Schultern überlastet werden, was zu Verspannungen und Schmerzen in diesen Bereichen führt. Durch das Kräftigen dieser Muskeln wird die Last besser verteilt, was Schmerzen und Verspannungen vorbeugen kann.
- **Erhöhung der Stabilität und Beweglichkeit:** Die obere Rückenmuskulatur stabilisiert das Schulterblatt und unterstützt die Bewegungen der Arme und Schultern. Eine starke Muskulatur in diesem Bereich fördert eine bessere Beweglichkeit und Stabilität, was Verletzungen, insbesondere im Schulterbereich, vorbeugen kann.
- **Verbesserte Atmung:** Eine aufrechte Haltung, unterstützt durch eine starke obere Rückenmuskulatur, ermöglicht eine bessere Expansion des Brustkorbs, was die Atmung verbessert. Eine schlechte Haltung kann die Atemkapazität einschränken.

Kräftigung

SCHULTERBLATT-QUETSCHEN

Mit dieser Übung kannst du in deinem Alltag einfach und effektiv deine obere Rückenmuskulatur kräftigen. Du kannst sie wie folgt ausführen:

1. Setze oder stelle dich aufrecht hin, die Arme befinden sich entspannt an den Seiten. Die Schultern sind locker und nach hinten gezogen.

2. Ziehe langsam die Schulterblätter zusammen, als ob du versuchen würdest, einen kleinen Gegenstand zwischen den Schulterblättern zu halten. Stelle sicher, dass die Schultern dabei nicht hochgezogen werden. Halte diese Position für 5 Sekunden und spüre die Spannung in den Muskeln der oberen Rückenmuskulatur. Lasse die Spannung langsam los und bringe die Schulterblätter wieder in die Ausgangsposition. Wiederhole die Übung 10- bis 15-mal und verteile insgesamt 2 bis 3 Sätze davon über den Tag.

DIE BRUSTMUSKULATUR DEHNEN

Die Brustmuskulatur (insbesondere der *Pectoralis major* und *minor*) neigt dazu, sich bei sitzender Tätigkeit oder häufigem Vorbeugen des Oberkörpers zu verkürzen. Dies kann zu muskulären Ungleichgewichten führen, die die Schultern nach vorne ziehen und eine schlechte Körperhaltung verursachen. Durch regelmäßiges Dehnen können diese Muskeln flexibel bleiben und kann Verkürzungen vorgebeugt werden. Außerdem hilft das tägliche Dehnen der Brustmuskulatur dir dabei, die Körperhaltung aufzurichten, verbessert die Beweglichkeit in der Brustwirbelsäule und den Schultern, sorgt dafür, dass Verletzungen vermieden werden. Zudem verbessert es die Atmung und trägt zu deinem körperlichen Wohlbefinden bei.

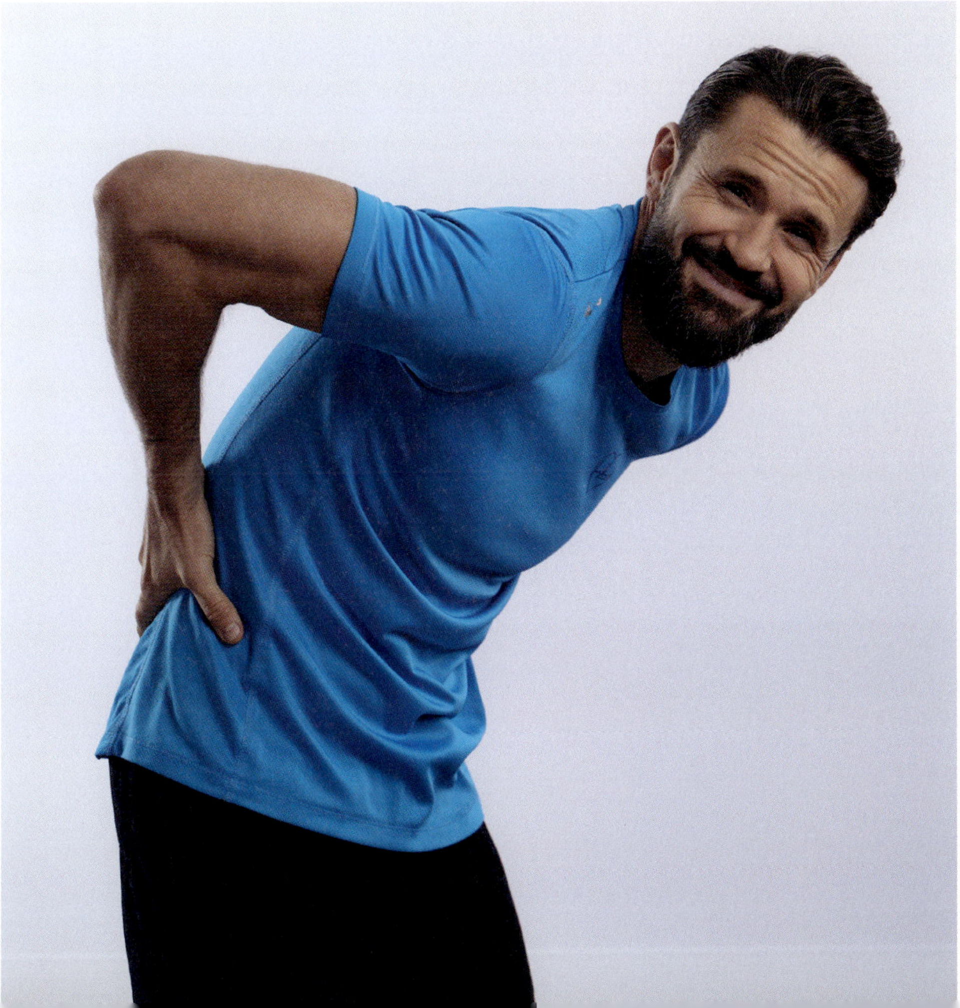

Dehnen

TÜRRAHMENDEHNUNG DER BRUSTMUSKULATUR

1. Stelle dich vor einen Türrahmen, sodass du bequem einen Arm auf jeder Seite des Rahmens platzieren kannst. Hebe die Arme auf Schulterhöhe an, deine Ellenbogen bilden einen 90-Grad-Winkel. Die Oberarme sind parallel zum Boden und die Unterarme zeigen senkrecht nach oben. Lege die Unterarme und Hände flach gegen die beiden Seiten des Türrahmens. Achte darauf, dass Ellenbogen und Schultern in einer Linie bleiben.

2. Tritt einen kleinen Schritt nach vorne, damit dein Oberkörper leicht in den Türrahmen hineingleitet. Lehne dich mit der Ausatmung langsam mit dem Oberkörper nach vorne, bis du eine angenehme Dehnung in der Brustmuskulatur spürst. Halte den Rücken dabei gerade und vermeide ein Hohlkreuz. Spüre die Dehnung in der Brust, ohne Druck oder Verspannung in den Schultern zu erzeugen. Halte diese Position für 30 bis 60 Sekunden und atme dabei ruhig weiter. Führe sie anschließend mit der anderen Seite aus, indem du den anderen Fuß nach vorne stellst.

Hinweise zur Ausführung

- Achte darauf, dass die Dehnung aus der Brustmuskulatur kommt und nicht aus den Schultern. Halte die Schultern entspannt.
- Führe die Übung langsam und kontrolliert aus, ohne ruckartige Bewegungen.
- Diese Übung ist ideal, um Verspannungen im Brustbereich zu lösen und eine aufrechte Haltung zu fördern.

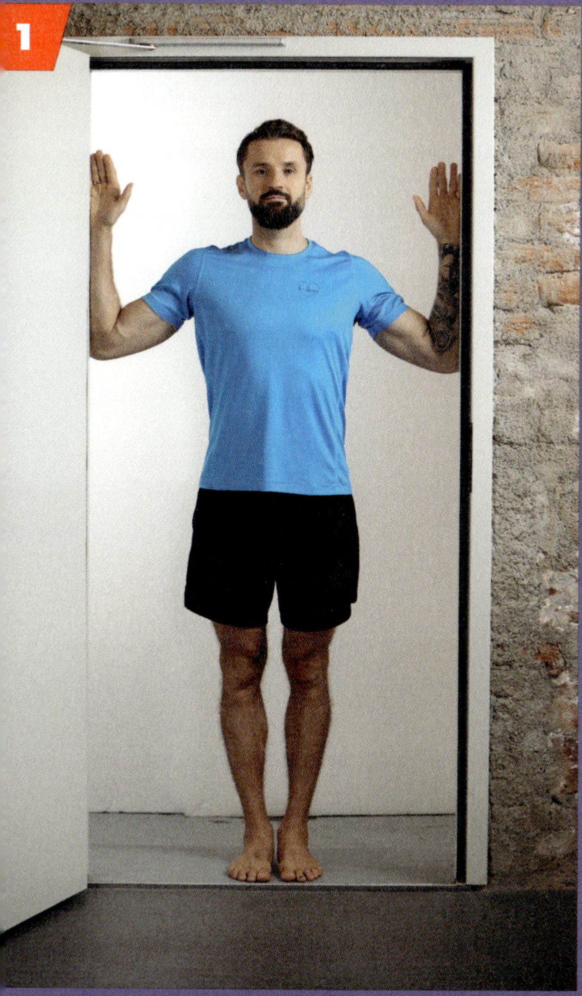

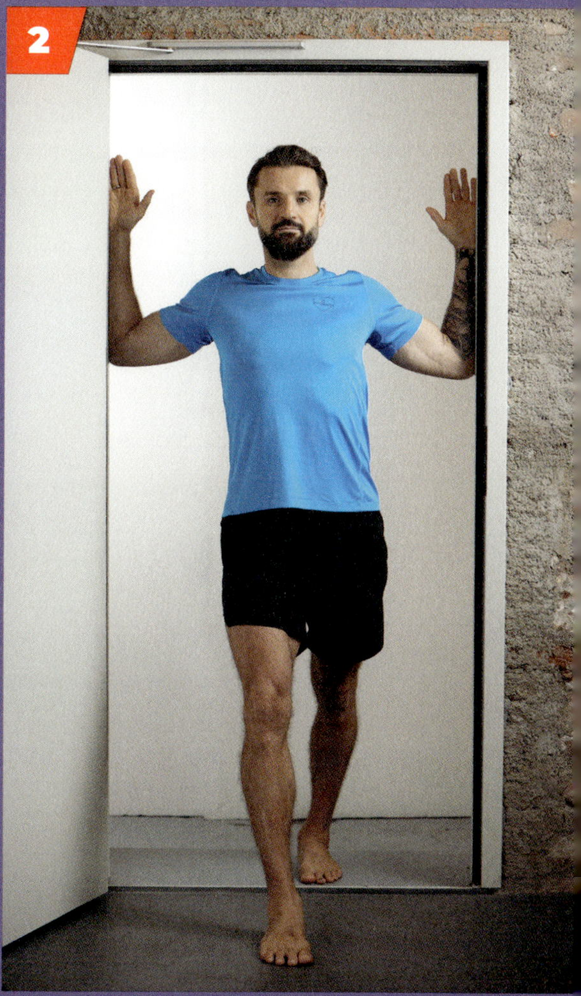

BRUSTWIRBELSÄULE MOBILISIEREN – AKTIV GEGEN EINEN RUNDRÜCKEN

Warum du die Brustwirbelsäule beweglich halten solltest, weißt du ja bereits. Jetzt liegt es in deiner Hand, dass deine Haltung schön aufrecht bleibt. Die Katze-Kuh-Übung eignet sich hervorragend zur Mobilisierung der Brustwirbelsäule sowie zur Dehnung und Kräftigung der gesamten Rücken- und Nackenmuskulatur. Sie kann helfen, Spannungen zu lösen und die Flexibilität der Wirbelsäule zu verbessern.

Mobility

KATZE-KUH

1. Beginne im Vierfüßlerstand. Deine Hände sind direkt unter den Schultern und die Knie direkt unter den Hüften. Spreize die Finger. Deine Zehen kannst du aufstellen oder flach am Boden ablegen. Halte den Rücken in einer neutralen Position, dein Blick geht nach unten, sodass der Kopf in Verlängerung der Wirbelsäule ist.

2. Kippe nun dein Becken nach innen, ziehe dein Steißbein nach unten und wölbe deinen Rücken nach oben zu einem Katzenbuckel. Ziehe deinen Bauchnabel in Richtung Wirbelsäule, um die Bauchmuskulatur zu aktivieren. Senke den Kopf sanft und ziehe das Kinn zur Brust. Dein Blick geht in Richtung der Oberschenkel.

3. Kippe dein Becken nach hinten, dein Steißbein zeigt nun nach oben. Dein Bauch sinkt Richtung Boden, dein Rücken formt ein Hohlkreuz. Dein Blick geht nach oben, öffne die Brust. Atme ruhig und gleichmäßig: Wiederhole für 30 bis 60 Sekunden.

Hinweise zur Ausführung

- Die Bewegung kommt hauptsächlich aus dem Becken und der Wirbelsäule, ohne die Schultern oder Hüften zu stark zu belasten.
- Die Übung sollte langsam und kontrolliert ausgeführt werden, um die volle Bewegungsamplitude der Wirbelsäule auszunutzen. Vermeide es, den Rücken oder den Nacken zu überstrecken, um mögliche Überlastungen zu vermeiden.

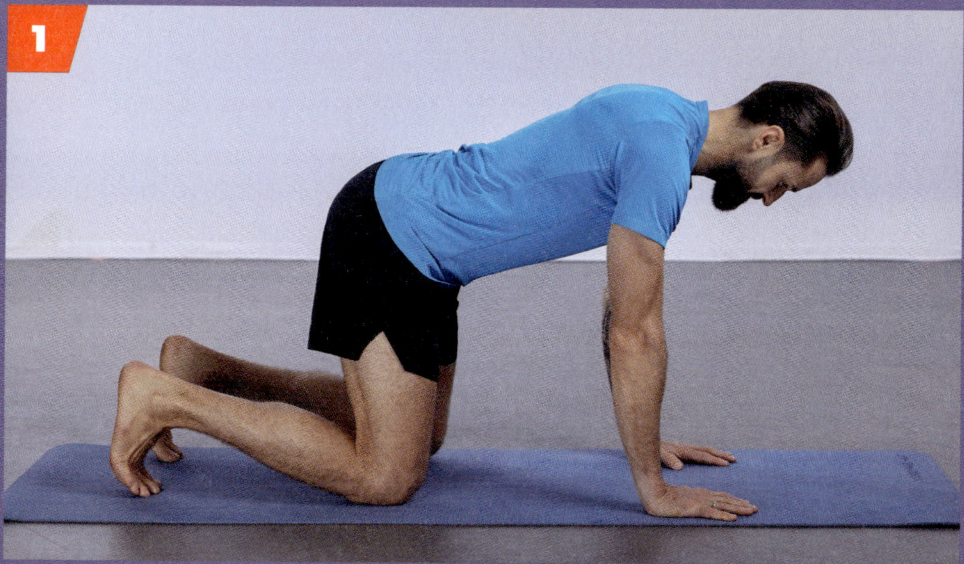

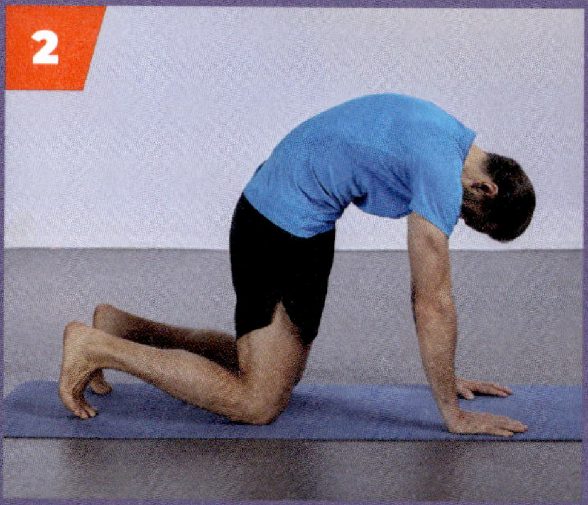

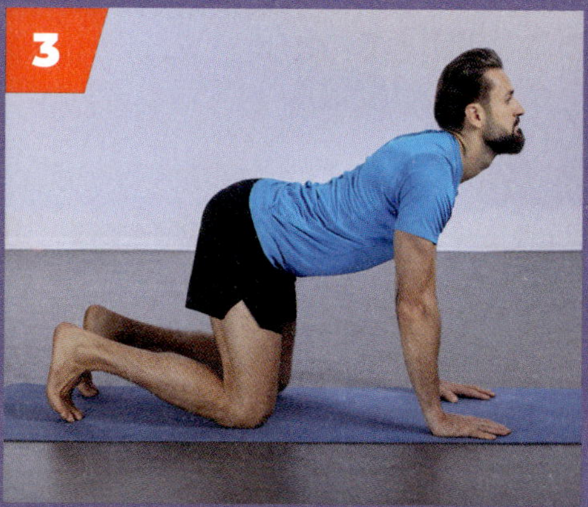

Die Halswirbelsäule, der X-Faktor

Die Halswirbelsäule ist ein zentraler Bereich des menschlichen Körpers, der für die Unterstützung und Bewegung des Kopfes, den Schutz des Rückenmarks und die Vermittlung lebenswichtiger Nervenimpulse entscheidend ist. Ihre Gesundheit und Funktionalität sind daher unerlässlich für das allgemeine Wohlbefinden, die Bewegungsfähigkeit und die Aufrechterhaltung von lebenswichtigen Körperfunktionen.

Zusätzlich trägt die Halswirbelsäule das Gewicht des Kopfes, der durchschnittlich etwa 4,5 bis 5,5 Kilogramm wiegt. Sie ermöglicht es, den Kopf in verschiedenen Positionen zu halten und ihn in alle Richtungen zu bewegen, was für die Orientierung im Raum und die Wahrnehmung der Umgebung entscheidend ist.

Aufgrund ihrer Beweglichkeit und der dünnen Struktur der Halswirbel ist die Halswirbelsäule anfälliger für Verletzungen als andere Teile der Wirbelsäule. Verletzungen der Halswirbelsäule, wie Schleudertrauma oder Bandscheibenvorfälle, können ernsthafte gesundheitliche Probleme verursachen, die sowohl körperliche als auch neurologische Funktionen betreffen. Deshalb ist es äußerst wichtig, die Halswirbelsäule zu stärken und beweglich zu halten, da dieser Bereich eine entscheidende Rolle für die Gesundheit und das Wohlbefinden des gesamten Körpers spielt.

Eine schwache und unbewegliche Halswirbelsäule kann zu Muskelverspannungen und Schmerzen im Nacken-, Schulter- und oberen Rückenbereich führen. Diese Verspannungen entstehen oft durch Fehlhaltungen, wie zum Beispiel das Vorbeugen des Kopfes beim Arbeiten am Computer oder beim Verwenden eines Smartphones. Regelmäßige Übungen zur Kräftigung und Mobilisation der Halswirbelsäule helfen, solche Verspannungen zu verhindern und die Muskeln zu entlasten.

Mit zunehmendem Alter können zudem degenerative Veränderungen wie Arthrose, Bandscheibenvorfälle oder Osteochondrose in der Halswirbelsäule auftreten. Durch regelmäßiges Training zur Kräftigung der Muskulatur und zur Verbesserung der Beweglichkeit können diese Veränderungen verlangsamt oder verhindert werden, da eine gut trainierte Muskulatur die Wirbel und Bandscheiben besser unterstützt und entlastet. Eine starke und stabile Hals- und Nackenmuskulatur verbessert die allgemeine Körperhaltung, das Körpergleichgewicht und die Koordination und schützt die Wirbelsäule vor Verletzungen.

Dehnen

NACKENMUSKULATUR DEHNEN

Mit einer einfachen und sehr effektiven Übung kannst du deine Nackenmuskulatur innerhalb von 60 Sekunden entspannen und für eine Schmerzlinderung sorgen.

Du kannst sie wie folgt ausführen:

1. Setze oder stelle dich aufrecht hin. Die Schultern sind nach hinten und gezogen und fixiert.

2. Bringe bei der nächsten Ausatmung dein Kinn zur Brust, ohne dabei die Schultern nach vorne mitzunehmen. Der mittlere und untere Rücken bleiben aufrecht. Halte diese Position für 30 bis 60 Sekunden und atme dabei weiter.

NACKENMUSKULATUR MOBILISIEREN – WENIGER VERSPANNUNGEN IM ALLTAG

Der Nackenbereich ist besonders anfällig für Verspannungen und Verkrampfungen, oft bedingt durch Stress, schlechte Körperhaltung oder langes Sitzen, insbesondere bei der Arbeit am Computer. Regelmäßige Mobilisationsübungen helfen, Verspannungen zu lösen und die Muskulatur zu entspannen.

Mobility

KOPFKREISEN IM SITZEN

1. Setze dich aufrecht hin. Deine Schultern sind entspannt nach hinten unten gezogen. Halte den Rücken gerade und lasse deine Arme an den Seiten hängen. Neige deinen Kopf langsam nach vorn, bis das Kinn die Brust berührt. Spüre die Dehnung im Nacken und in den oberen Rückenmuskeln.

2. Führe den Kopf langsam nach rechts. Die Schultern bleiben entspannt unten.

3. Führe die Kreisbewegung fort und führe deinen Kopf nach hinten. Der Blick geht nach oben, der Kopf neigt sich in den Nacken. Halte die Bewegung kontrolliert und vermeide ein plötzliches Überstrecken des Nackens.

4. Bewege deinen Kopf nun weiter über deine Schulter nach links und vollende den Kreis. Insgesamt 5 Wiederholungen.

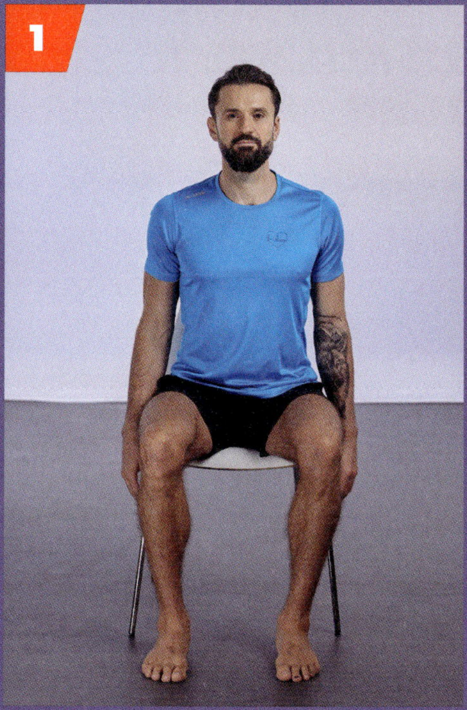
1

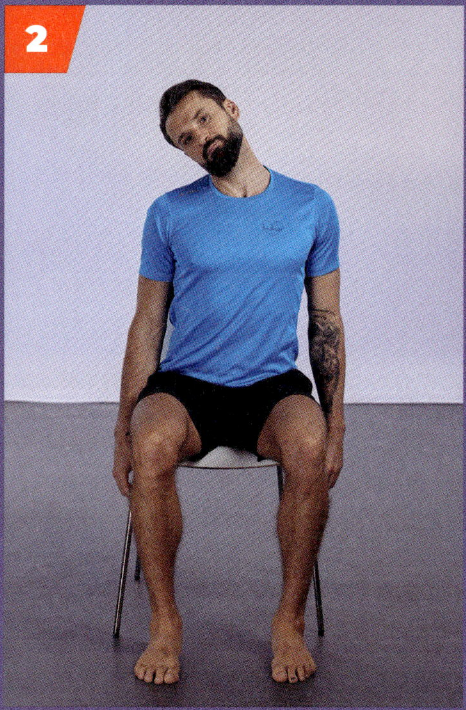
2

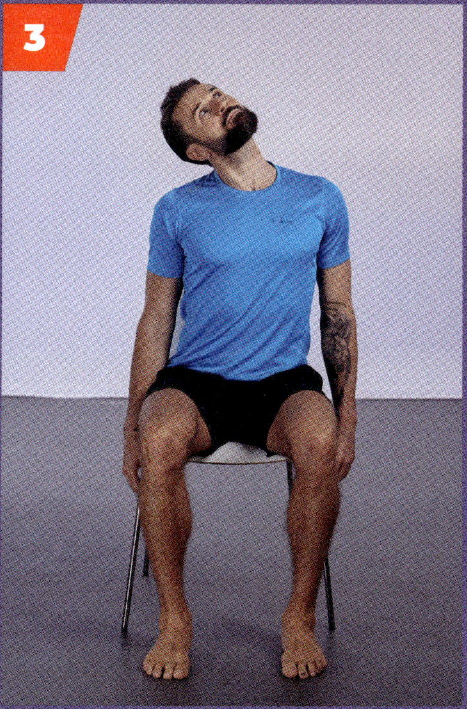
3

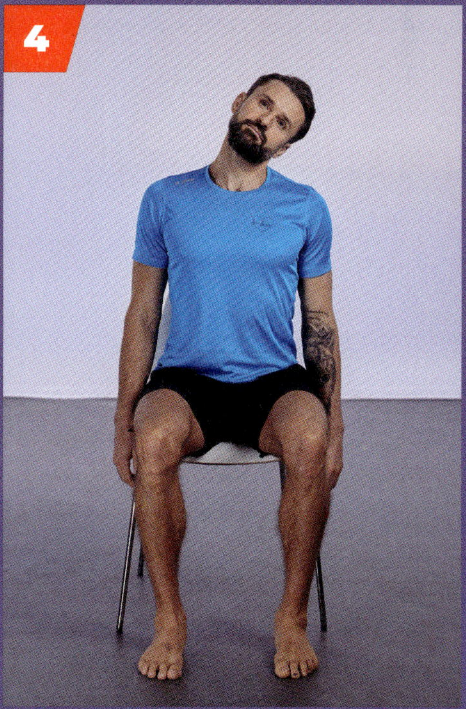
4

DIE NACKENMUSKULATUR KRÄFTIGEN

Eine stabile Nackenmuskulatur unterstützt die Halswirbelsäule, hilft dabei, sie in einer gesunden Ausrichtung zu halten und schützt sie vor Verletzungen, insbesondere bei plötzlichen Bewegungen oder Belastungen. In Situationen wie Autounfällen oder sportlichen Aktivitäten, bei denen der Kopf plötzlich bewegt wird, kann eine starke Nackenmuskulatur das Risiko schwerer Verletzungen, wie einem Schleudertrauma, deutlich reduzieren. Die Muskulatur wirkt wie ein natürliches Schutzpolster, das die Halswirbelsäule stabilisiert und vor Überdehnungen schützt.

Kräftigung

NACKENPRESSEN

1. Setze oder stelle dich aufrecht hin, die Schultern entspannt nach unten und der Rücken gerade. Halte den Kopf in einer neutralen Position, das Kinn ist leicht eingezogen (als ob du ein leichtes Doppelkinn machen würdest), um die natürliche Krümmung der Halswirbelsäule zu unterstützen.

2. Lege eine Handfläche gegen deine Stirn. Drücke mit deinem Kopf sanft gegen die Handfläche, während du den Kopf in der neutralen Position hältst. Widerstehe dem Druck mit deiner Hand, sodass keine Bewegung des Kopfes stattfindet. Du solltest spüren, wie die vordere Nackenmuskulatur arbeitet.

3. Wiederhole die Übung, indem du die Handfläche an die rechte Seite deines Kopfes legst und sanften Druck ausübst, als ob du den Kopf zur Seite neigen wolltest, während du dem Druck mit der Hand widerstehst. Wiederhole den gleichen Vorgang auf der linken Seite des Kopfes.

4. Lege dann beide Hände an den Hinterkopf und drücke den Kopf sanft nach hinten, als ob du den Kopf gegen die Hände neigen wolltest. Widerstehe dem Druck, sodass keine Bewegung stattfindet. Spüre die Arbeit der hinteren Nackenmuskulatur.

5. Halte bei allen Positionen den Druck der Hände für 5 bis 10 Sekunden und atme dabei weiter.

Die Nackenpressen-Übung ist eine effektive Möglichkeit, die tiefe Nackenmuskulatur zu stabilisieren, was zur Unterstützung der Halswirbelsäule und zur Vorbeugung von Nackenverspannungen und -schmerzen beiträgt.

DIE NACKENMUSKULATUR ENTSPANNEN – ATEMÜBUNG FÜR DEN ALLTAG

Atemübungen können eine sehr positive Wirkung auf die Muskulatur haben, insbesondere wenn es darum geht, Verspannungen zu lösen und die Muskeln zu entspannen. Durch bewusstes Atmen wird die Durchblutung der Muskulatur gefördert, was den Abtransport von Abfallstoffen und die Versorgung mit Sauerstoff verbessert. Dies trägt dazu bei, Spannungen in den Muskeln zu reduzieren und ein allgemeines Gefühl der Entspannung zu fördern. Außerdem helfen Atemübungen auch dabei, den Stresspegel zu senken, der häufig für muskuläre Verspannungen verantwortlich ist. Hier ist deine Atemübung für den Alltag.

Mobility

SCHULTERN HOCHZIEHEN

1. Setze dich bequem und mit geradem Rücken auf einen Stuhl. Lasse deine Hände neben dem Körper. Stelle sicher, dass deine Füße flach auf dem Boden stehen, und entspanne deinen Nacken und deine Schultern.

2. Atme tief durch die Nase ein und ziehe dabei bewusst deine Schultern langsam so weit wie möglich nach oben in Richtung Ohren. Halte die Spannung für einen kurzen Moment, während du den Atem anhältst, und spüre, wie die Muskeln aktiv arbeiten.

3. Atme durch den Mund aus und lasse gleichzeitig die Schultern plötzlich und vollständig fallen. Spüre, wie die Spannung aus deinem Nacken- und Schulterbereich entweicht, während die Schultern schwer nach unten sinken. Wiederhole diesen Ablauf 5- bis 10-mal.

Diese Atemübung mit dem Hochziehen der Schultern ist besonders effektiv, um eine schnelle Entspannung im Schulter- und Nackenbereich zu erreichen. Sie hilft dabei, Verspannungen loszulassen und den Stress, der sich in diesen Muskeln angesammelt hat, abzubauen. Du kannst diese Übung jederzeit und überall durchführen, besonders wenn du das Gefühl hast, dass deine Schultern oder dein Nacken verspannt sind.

Hinweise zur Ausführung

- Bei jeder Wiederholung solltest du spüren, wie deine Schultern lockerer und entspannter werden.
- Nach der letzten Wiederholung bleibe noch einen Moment ruhig sitzen, atme entspannt weiter und genieße das Gefühl der Entspannung.

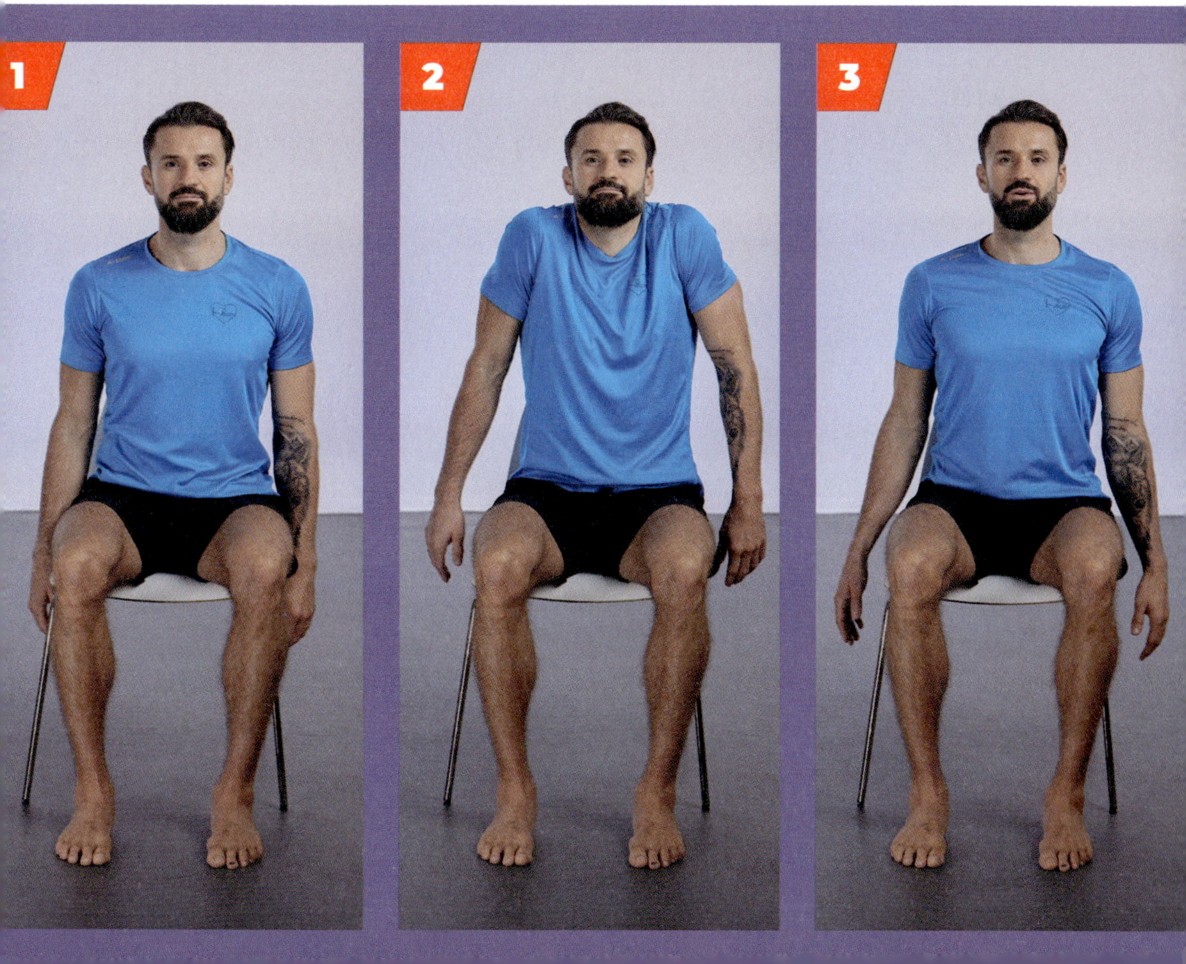

Rückenschmerzen wegen einer Schulterfehlstellung

Wenn deine Schultern in der richtigen Position sind, unterstützt das eine aufrechte und natürliche Haltung. Eine gute Haltung hilft, den Druck gleichmäßig über die Wirbelsäule und den gesamten Körper zu verteilen, was Überlastungen verhindert. In der richtigen Position sind deine Schultern entspannt und es entsteht weniger Spannung in den umliegenden Muskeln, wie dem Nacken, den oberen Rückenmuskeln und dem Brustbereich. Dadurch wird das Risiko von Verspannungen und Schmerzen reduziert. Eine korrekte Schulterstellung ermöglicht es, dass die Gelenke effizient arbeiten, ohne übermäßigen Druck auf die Schultermuskulatur und die Gelenkstrukturen auszuüben. Das hilft, Verletzungen zu vermeiden und die Bewegungsfreiheit zu verbessern.

Bei einer Rundrückenhaltung oder nach vorne fallenden Schultern (zum Beispiel durch langes Sitzen am Schreibtisch oder schlechte Haltung) neigt der obere Rücken dazu, sich zu stark zu krümmen. Diese zusätzliche Krümmung erhöht den Druck auf die Brustwirbelsäule, was zu Verspannungen und Schmerzen im mittleren Rückenbereich führen kann. Wenn die Schultern ständig nach vorne gezogen werden, kompensiert das die Muskulatur im oberen Rücken und Nackenbereich, um das Ungleichgewicht auszugleichen. Dies führt zu einer Überlastung der Muskeln, in deren Folge oft Nackenverspannungen und Kopfschmerzen auftreten.

Außerdem schränkt eine Schulterfehlstellung die natürliche Beweglichkeit der Schultern und des oberen Rückens ein. Dies führt dazu, dass andere Bereiche, wie der untere Rücken oder die Lendenwirbelsäule, zusätzlich belastet werden, was Rückenschmerzen im unteren Bereich verursachen kann.

Die richtige Schulterstellung ist essenziell, um eine gesunde Haltung zu bewahren, Verspannungen zu vermeiden und Rückenschmerzen vorzubeugen. Eine Fehlstellung der Schultern kann nicht nur den Nacken und die Schultern belasten, sondern auch Rückenschmerzen im gesamten Rückenbereich verursachen. Daher ist es wichtig, auf eine gute Haltung zu achten und die Schultermuskulatur zu mobilisieren, eine gute Muskelkraft und Stabilität aufzubauen, um Beschwerden zu vermeiden.

SCHULTERN MOBILISIEREN – DEINE SCHULTERN BEEINFLUSSEN DEINE KÖRPERHALTUNG

Es ist wichtig, die Schultern zu mobilisieren, weil das Schultergelenk eines der beweglichsten Gelenke im Körper ist und bei vielen alltäglichen Bewegungen beansprucht wird. Eine gut mobilisierte Schulter sorgt dafür, dass du eine optimale Bewegungsfreiheit hast, Verletzungen vermeidest und Verspannungen löst. Zudem beugt die regelmäßige Mobilisation Schultersteifheit, Überlastungen und muskulären Ungleichgewichten vor.

Mobility

INNEN- UND AUSSENROTATION MIT AUSGESTRECKTEN ARMEN

1. Stelle dich aufrecht hin, die Füße etwa hüftbreit auseinander. Strecke beide Arme seitlich aus, sodass sie auf Schulterhöhe sind und eine Linie mit deinem Körper bilden. Die Handflächen zeigen nach unten, die Finger sind gestreckt.

2. Drehe langsam beide Arme so, dass die Daumen nach unten zeigen und die Handrücken nach vorne rotieren. Spüre, wie sich dabei deine Schultern leicht nach vorne bewegen. Halte diese Position kurz und achte darauf, dass die Arme gestreckt bleiben.

3. Drehe nun die Arme in die entgegengesetzte Richtung, sodass die Daumen nach oben und dann weiter nach hinten zeigen. Dabei dreht sich dein Schultergelenk nach außen und du solltest eine Dehnung in der Brust und im vorderen Schulterbereich spüren. Halte die Arme weiterhin gestreckt und halte die Position kurz.

4. Führe diesen Wechsel von Innen- und Außenrotation 10-mal pro Bewegungsrichtung langsam und kontrolliert durch. Atme während der Ausführung normal weiter.

Diese Übung ist hervorragend geeignet, um die Beweglichkeit und Stabilität der Schultern zu fördern, besonders im Schultergelenk. Sie hilft auch dabei, Verspannungen zu lösen und die Schultergelenke geschmeidig zu halten.

Hinweise zur Ausführung

- Achte darauf, dass du die Schultern während der Übung locker hältst und nicht verkrampfst.
- Die Bewegung sollte langsam und fließend ausgeführt werden, ohne Schwung. Halte deinen Oberkörper stabil und vermeide übermäßige Drehungen im Rücken.

SCHULTERN STABILISIEREN – SCHÜTZE DICH VOR STURZGEFAHREN

Da das Schultergelenk ein Kugelgelenk ist und eine große Bewegungsfreiheit bietet, besteht ein hohes Risiko für Instabilität und Verletzungen wie Schulterluxationen (Ausrenkungen) oder Probleme mit den Rotatorenmanschetten. Eine stabile Muskulatur um die Schulter schützt das Gelenk und reduziert das Verletzungsrisiko. Ob du etwas hebst, trägst oder drückst – stabile Schultern sind für fast alle Alltagsbewegungen entscheidend. Ohne ausreichende Stabilität der Schulter kann es bei diesen Aktivitäten zu Überlastungen kommen, die langfristig Schmerzen verursachen. Eine stabile Schulter sorgt dafür, dass Kraft effizient übertragen wird, vor allem bei sportlichen Aktivitäten oder körperlicher Arbeit. Ohne Stabilität können andere Muskeln, wie der Nacken oder der Rücken, übermäßig belastet werden, was zu Schmerzen und Verletzungen führen kann. Außerdem führt eine instabile Schulter oft zu einer nach vorne geneigten Haltung, was wiederum Verspannungen im Nacken und Rücken fördern kann.

Stability

WAND-PUSH-UPS MIT ABWECHSELNDEM ARMWEGFÜHREN

1. Stelle dich etwa einen halben Meter von einer Wand entfernt, deine Füße hüftbreit auseinander. Lehne dich mit deinen Handflächen flach gegen die Wand, die Hände sind etwa schulterbreit auseinander und auf Schulterhöhe positioniert. Deine Arme sind gestreckt und dein Körper bildet eine gerade Linie von den Füßen bis zum Kopf.

2. Beginne in der gestreckten Position mit den Händen an der Wand. Jetzt nimm einen Arm von der Wand weg, führe ihn kontrolliert seitlich am Körper entlang und bringe ihn dann wieder zur Wand zurück. Achte darauf, dass du den Rumpf und die Schultern stabil hältst, während du das machst.

3. Wiederhole die Bewegung dann mit dem anderen Arm, während der rechte Arm an der Wand bleibt. Führe diesen Ablauf abwechselnd aus, sodass du einen fließenden Rhythmus findest, in dem ein Arm immer gegen die Wand drückt, während der andere vom Körper weggeführt wird. Führe diese Übung für 10 bis 15 Wiederholungen pro Seite durch.

Diese Übung stärkt nicht nur die Schultern und die Brustmuskulatur, sondern verbessert auch die Koordination und Stabilität der Rumpf- und Schultergürtelmuskulatur. Sie ist leicht auszuführen und erfordert keine zusätzliche Ausrüstung, wodurch sie sich perfekt für den Alltag eignet.

Hinweise zur Ausführung

- Achte darauf, dass dein Körper während der gesamten Übung in einer geraden Linie bleibt. Vermeide es, im Rücken durchzuhängen oder die Hüften zu kippen.
- Halte deine Bauchmuskulatur leicht angespannt, um deine Rumpfstabilität zu unterstützen.
- Die Bewegung der Arme sollte langsam und kontrolliert erfolgen, um die Schultern zu stabilisieren und die richtige Muskulatur zu aktivieren.

DIE SCHULTERN KRÄFTIGEN

Der Ausdruck »Die ganze Last liegt auf deinen Schultern« bedeutet sinnbildlich, dass du eine große Verantwortung oder eine erhebliche Belastung trägst – sei es physisch, emotional oder mental. Die Metapher beschreibt die Fähigkeit oder Notwendigkeit, eine schwere Last zu tragen – sei es im Leben oder körperlich. Und deshalb solltest du die Schultern nicht nur mobilisieren und stabilisieren, sondern vor allem kräftigen.

Die Schultern zu kräftigen ist wichtig, da sie eine zentrale Rolle für die Beweglichkeit und Stabilität des gesamten Oberkörpers spielen. Starke Schultern unterstützen nicht nur alltägliche Bewegungen wie Heben, Tragen und Drücken, sondern beugen auch Verletzungen vor.

Kräftigung

SEITLICHES ARMHEBEN

1. Stelle dich aufrecht hin, die Füße hüftbreit auseinander. Deine Arme hängen locker an den Seiten.

2. Hebe langsam beide Arme seitlich an, bis sie auf Schulterhöhe sind und eine Linie mit deinem Körper bilden. Die Handflächen zeigen dabei nach unten. Achte darauf, die Schultern nicht zu den Ohren hochzuziehen.

3. Senke die Arme kontrolliert wieder ab. Atme aus, während die Arme seitlich nach oben bewegt werden, und atme ein, wenn die Arme unten locker hängen. Führe diese Übung 10- bis 15-mal in 2 bis 3 Sätzen durch.

Diese Übung stärkt die Schultern, verbessert die Stabilität und ist einfach in den Alltag zu integrieren, zum Beispiel in Arbeitspausen oder nach längerem Sitzen.

Hinweis zur Ausführung

Du kannst gerne ein Zusatzgewicht wie zwei kleine Wasserflaschen dazu nehmen, dann empfehle ich dir, die Arme bei der Ausführung im Ellenbogen leicht anzuwinkeln.

DIE SCHULTERN DEHNEN

Statische Schulterdehnungen sind wichtig, um die Flexibilität und Beweglichkeit der Schultern zu erhalten und zu verbessern. Da die Schultern täglich bei vielen Bewegungen beansprucht werden, neigen sie dazu, sich zu verspannen oder zu verkürzen, besonders bei Menschen, die viel sitzen oder monotone Bewegungen ausführen. Durch das statische Dehnen werden die Muskeln langsam und gezielt gedehnt. Eine regelmäßige Dehnung der Schultern fördert eine aufrechte Haltung und beugt einer nach vorne geneigten Schulter- und Nackenhaltung vor, die häufig zu Nacken- und Rückenschmerzen führt.

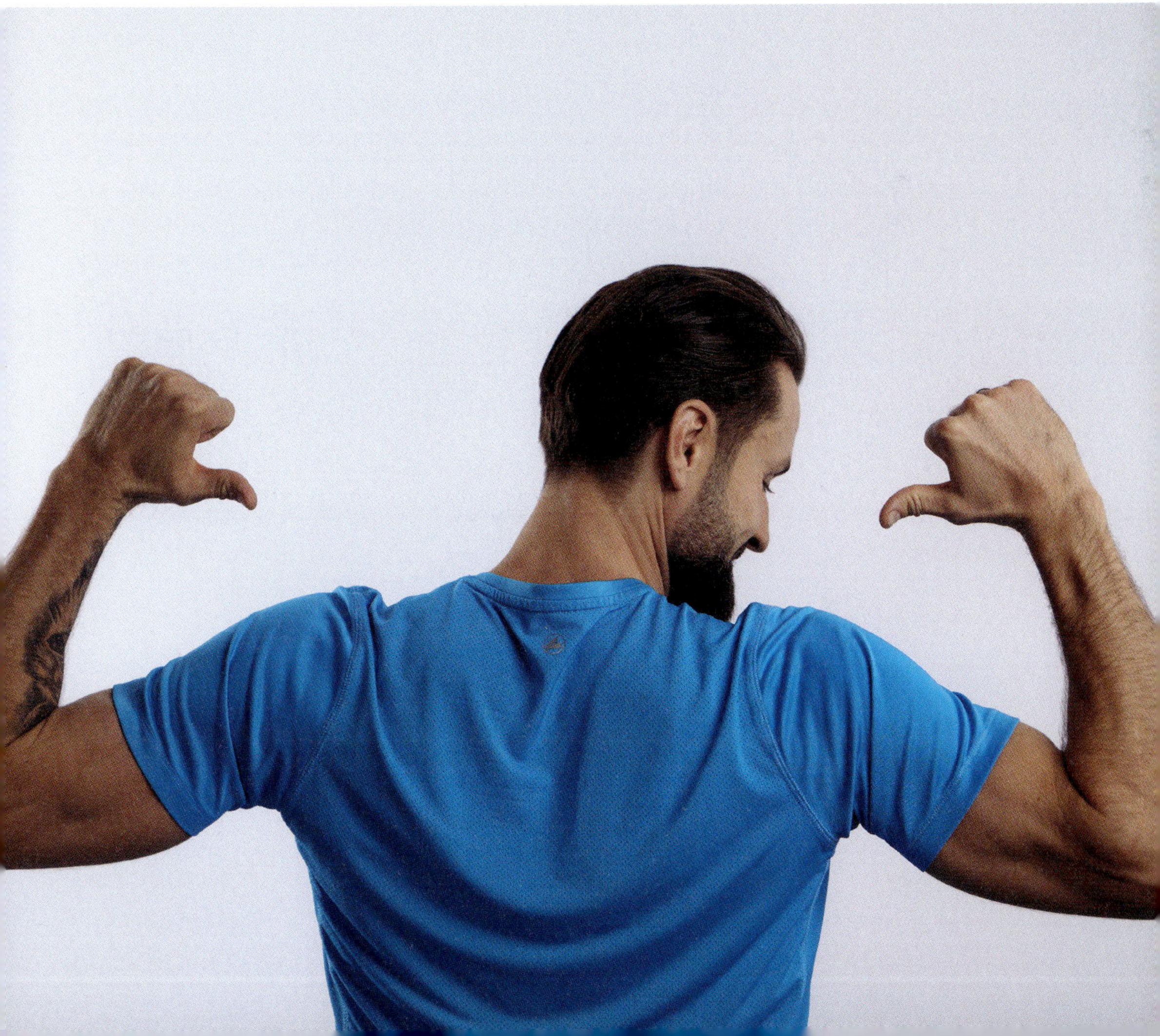

Dehnen

ARM ÜBER DIE BRUST DEHNEN

1. Stelle dich aufrecht hin oder setze dich bequem auf einen Stuhl, mit den Füßen hüftbreit auseinander. Entspanne deine Schultern und halte den Rücken gerade. Hebe deinen rechten Arm auf Schulterhöhe und strecke ihn gerade nach vorne aus.

2. Führe deinen rechten Arm parallel zum Boden quer über deine Brust. Greife mit der linken Hand den rechten Oberarm oder Ellenbogen und ziehe den Arm sanft näher an deine Brust. Spüre eine angenehme Dehnung in der Schulter und im oberen Rücken. Die rechte Schulter bleibt entspannt und weg von den Ohren. Halte deinen Kopf in einer neutralen Position – vermeide es, den Nacken zu überstrecken oder nach vorne zu neigen. Halte die Dehnung für 30 bis 60 Sekunden auf jeder Seite und atme dabei ruhig und gleichmäßig. Wechsle die Seiten und wiederhole den Ablauf für den linken Arm.

Diese Übung löst Verspannungen in den Schultern und im oberen Rücken. Sie verbessert die Beweglichkeit und Flexibilität der Schultern und ist ideal, um nach langem Sitzen oder einseitigen Bewegungen Verspannungen zu lösen. Durch regelmäßiges Dehnen kannst du die Schulterbeweglichkeit langfristig verbessern und Verspannungen vorbeugen.

Hinweis zur Ausführung

Achte darauf, die Dehnung sanft und ohne ruckartige Bewegungen auszuführen, um Verletzungen zu vermeiden.

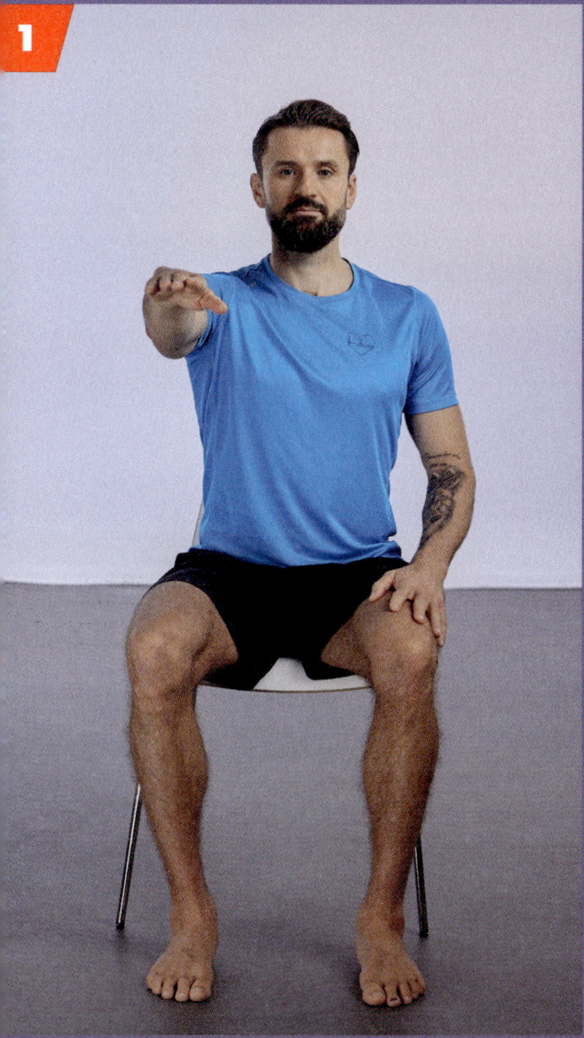

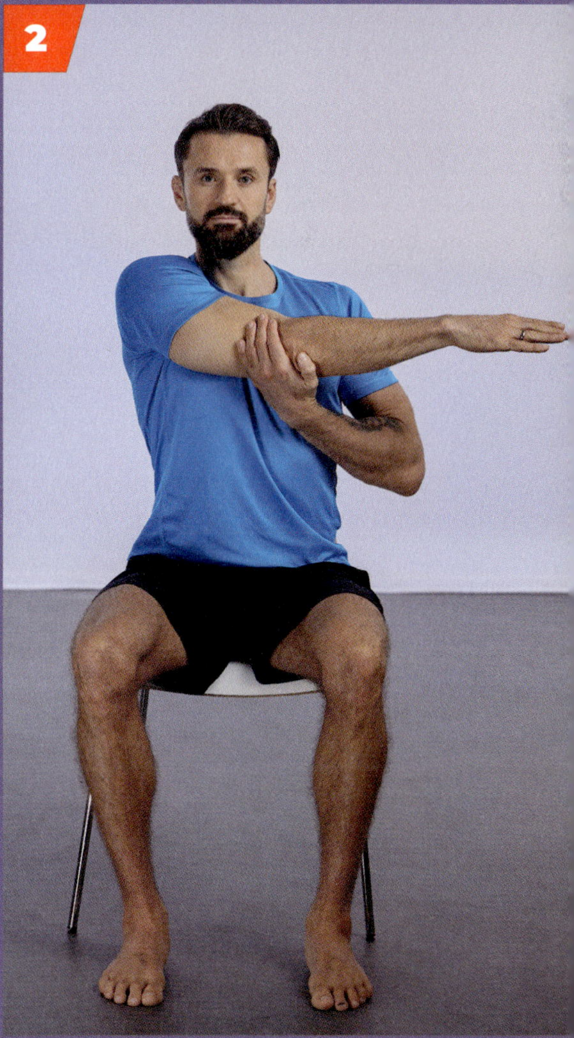

Deine Stütze: gesunde Handgelenke und Ellenbogen

Handgelenke und Ellenbogen wirken als Verbindungsstellen zwischen den Händen und dem Oberkörper. Wenn sie stabil und funktionsfähig sind, tragen sie dazu bei, dass der Oberkörper einschließlich des Rückens bei Bewegungen richtig unterstützt wird. Instabile oder schmerzhafte Handgelenke und Ellenbogen können die Körperhaltung negativ beeinflussen, was zu Fehlbelastungen im Rücken führen kann.

Wenn du zum Beispiel etwas trägst, hebst oder schiebst, werden die Kräfte von den Händen und Armen über die Ellenbogen und Schultern auf den Rücken übertragen. Starke und stabile Handgelenke und Ellenbogen können die Last gleichmäßig verteilen und den Rücken entlasten. Schwäche oder Instabilität in diesen Gelenken können dazu führen, dass der Rücken übermäßig belastet wird, was Verspannungen und Schmerzen mit sich bringen kann.

Wenn Handgelenke oder Ellenbogen instabil oder verletzt sind, neigen andere Teile des Körpers, insbesondere der Rücken, dazu, dies zu kompensieren. Dies kann zu einer unnatürlichen Belastung der Rückenmuskulatur führen, die langfristig Rückenschmerzen und Verspannungen verursacht. Wiederum ermöglichen stabile Handgelenke und Ellenbogen es, Bewegungen im Alltag und beim Sport effizient und kontrolliert auszuführen. Das reduziert die Gefahr von falschen Bewegungsmustern, die den Rücken überlasten könnten. Bei Aktivitäten wie Krafttraining, Yoga oder Alltagstätigkeiten wie Heben und Tragen sind stabile Handgelenke und Ellenbogen besonders wichtig, um den Rücken zu schonen.

Am meisten beeinflussen die Handgelenke und Ellenbogen die Schulter- und Nackenmuskulatur. Instabilität in diesen Gelenken kann zu Verspannungen und Fehlbelastungen in den Schultern und im Nacken führen, was sich wiederum negativ auf die gesamte Wirbelsäule auswirkt.

Fazit

Stabile Handgelenke und Ellenbogen sind unerlässlich, um eine gesunde Körperhaltung zu unterstützen, Überlastungen des Rückens zu vermeiden und die Bewegungsqualität zu verbessern. Sie tragen dazu bei, Kräfte effizient zu verteilen und den Rücken zu entlasten.

DIE HANDGELENKE MOBILISIEREN – KARPALTUNNEL-SYNDROM? NICHT MIT DIR!

Eine regelmäßige Mobilisation der Handgelenke sorgt dafür, dass sie flexibel bleiben und eine volle Bewegungsamplitude erhalten. Dadurch können Bewegungen wie Greifen, Drehen oder Stützen effizient und schmerzfrei ausgeführt werden. Einseitige Belastungen, zum Beispiel durch lange Phasen des Tippens, Schreibens oder anderer manueller Tätigkeiten, führen oft zu Verspannungen und Überlastungen in den Handgelenken. Mobilisationsübungen beugen dem vor und helfen, Verletzungen wie Sehnenscheidenentzündungen oder das Karpaltunnelsyndrom zu vermeiden.

Mobility

HANDGELENK-KREISEN

1. Setze dich bequem hin und strecke beide Arme gerade nach vorne aus, die Handflächen nach unten.

2. Beginne, deine Handgelenke langsam und kontrolliert im Uhrzeigersinn zu kreisen. Mache 10 Kreise. Danach kreise die Handgelenke in die entgegengesetzte Richtung, ebenfalls 10-mal. Achte darauf, die Bewegung nur aus den Handgelenken auszuführen und deine Arme ruhig zu halten. Atme normal weiter.

Diese Übung verbessert die Beweglichkeit und Flexibilität der Handgelenke und hilft, Verspannungen zu lösen und Steifheit vorzubeugen. Sie ist einfach durchzuführen und lässt sich leicht in den Alltag integrieren.

DIE UNTERARME MOBILISIEREN – SCHREIBTISCHTÄTER AUFGEPASST

Die Unterarme sind ständig in Bewegung, sei es beim Tippen, Schreiben, Tragen oder Arbeiten. Eine Mobilisierung sorgt dafür, dass die Muskeln und Gelenke in den Unterarmen flexibel bleiben und ihre volle Bewegungsamplitude nutzen können. Dies ermöglicht reibungslose, schmerzfreie Bewegungen in den Handgelenken, Ellenbogen und Händen.

Unterarmmuskeln neigen bei einseitigen Belastungen wie langem Tippen oder Heben zu Verspannungen und Überlastungen. Dies kann zu Problemen wie Tennisarm, Golferarm oder Sehnenscheidenentzündung führen. Eine gute Mobilität in den Unterarmen unterstützt eine starke und stabile Griffkraft. Für viele alltägliche

Aktivitäten – vom Tragen schwerer Gegenstände bis hin zum Sport – ist eine gute Mobilität und Stärke in den Unterarmen entscheidend, um die Kraft gleichmäßig zu verteilen und Überlastungen zu vermeiden.

Menschen, die viel mit den Händen arbeiten, wie Büroangestellte, Handwerker oder Musiker, neigen dazu, Verspannungen und Steifheit in den Unterarmen zu entwickeln. Da die Unterarmmuskeln eng mit den Handgelenken und Ellenbogen verbunden sind, wirken sich Steifheit oder Verspannungen in den Unterarmen direkt auf diese Gelenke aus. Durch die Mobilisation der Unterarme bleiben auch die Handgelenke und Ellenbogen beweglich und gut funktional.

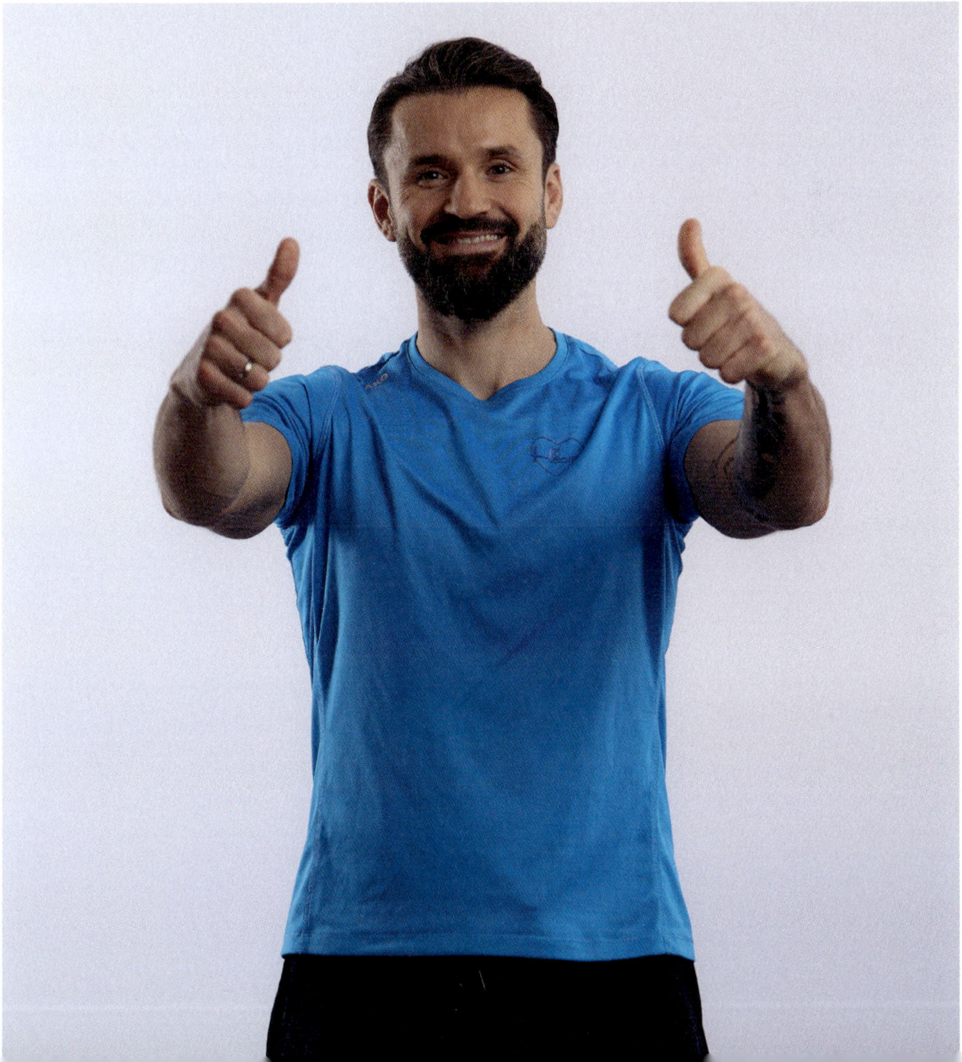

Mobility

UNTERARMDREHUNGEN

1. Setze dich aufrecht hin und beuge deine Ellenbogen, sodass sie einen 90-Grad-Winkel bilden, die Unterarme parallel zum Boden und die Handflächen nach oben zeigen (wie beim Halten einer Schüssel).

2. Drehe nun langsam deine Unterarme, sodass die Handflächen nach unten zeigen *(Pronation)*. Drehe sie dann wieder zurück, sodass die Handflächen nach oben zeigen *(Supination)*. Wiederhole diese Bewegung 10- bis 15-mal in beide Richtungen. Atme während der Ausführung normal weiter.

Diese einfache Übung hilft, die Beweglichkeit der Unterarme zu fördern und Verspannungen zu lösen. Sie kann problemlos in den Alltag integriert werden, um die Unterarme flexibel und gesund zu halten.

UNTERARME UND HANDGELENKE KRÄFTIGEN – STÄRKE DEINE STÜTZEN

Starke Unterarme und Handgelenke tragen zur allgemeinen Funktionalität, Belastbarkeit und Verletzungsprävention bei. Eine gute Muskulatur in den Unterarmen und Handgelenken ist entscheidend für eine gute Griffkraft. Ob du etwas festhalten, tragen oder heben musst – deine Handgelenke und Unterarme spielen eine zentrale Rolle. Eine starke Griffkraft erleichtert alltägliche Aufgaben und sportliche Aktivitäten und schützt vor Überlastungen.

Kräftigung

HANDGELENK-CURLS MIT WASSER-FLASCHE ODER HANTEL

1. Setze dich aufrecht auf einen Stuhl und halte eine Wasserflasche oder Hantel in einer Hand. Stütze deinen Unterarm auf deinem Oberschenkel ab, sodass deine Hand über die Kante deines Knies hängt und deine Handfläche nach oben zeigt.

2. Beuge nun das Handgelenk langsam nach oben, indem du die Hand nach oben curlst. Spüre dabei, wie die Unterarmmuskeln arbeiten. Atme während dieser Bewegung aus.

3. Senke die Hand langsam zurück in die Ausgangsposition. Mache 10 bis 15 Wiederholungen pro Seite.

Variante

Drehe die Handfläche nach unten und führe dieselbe Bewegung ebenfalls durch, um die Unterarmstrecker zu kräftigen.

DIE UNTERARMMUSKULATUR DEHNEN

Durch wiederholte oder einseitige Bewegungen, wie sie im Büro oder bei handwerklichen Tätigkeiten vorkommen, können sich die Unterarmmuskeln verspannen oder überlastet werden. Regelmäßiges Dehnen hilft, Verspannungen zu lösen und die Muskeln zu entspannen, was Schmerzen und Überlastungen vorbeugt.

Dehnen

UNTERARMDEHNUNG

1. Stelle dich aufrecht hin und strecke deinen linken Arm gerade nach vorne aus, sodass die Handfläche nach oben zeigt.

2. Greife mit der rechten Hand die Finger der linken Hand und ziehe sie sanft nach unten, sodass die Hand in Richtung Boden zeigt. Halte dabei den linken Arm gestreckt und achte darauf, dass du die Dehnung in der Unterarmmuskulatur spürst. Der Zug sollte leicht und angenehm sein – vermeide ein Überdehnen. Halte die Dehnung für 30 bis 60 Sekunden und wechsle dann den Arm.

Das regelmäßige Dehnen der Unterarmmuskulatur hilft, Verspannungen zu lösen, Verletzungen vorzubeugen und die Beweglichkeit zu erhalten. Es sorgt dafür, dass die Muskeln flexibel bleiben, was für eine optimale Hand- und Armfunktion im Alltag und beim Sport entscheidend ist.

Hinweise zur Ausführung

- Achte darauf, während der Dehnung gleichmäßig weiter zu atmen.
- Wiederhole die Übung bei Bedarf für beide Seiten, um Verspannungen oder Verkürzungen in der Unterarmmuskulatur zu lösen.

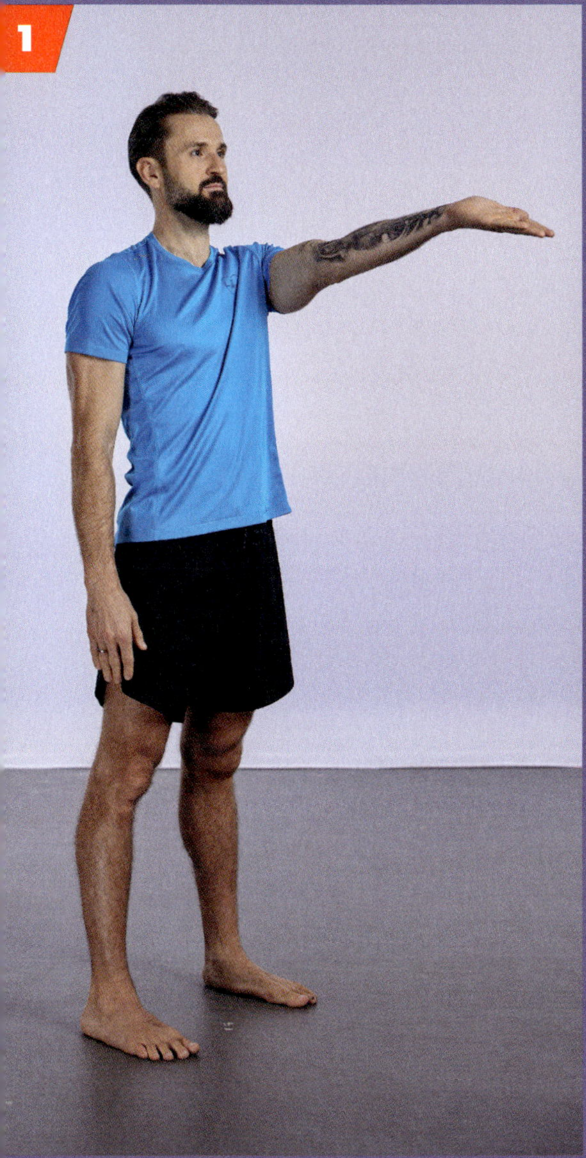
1

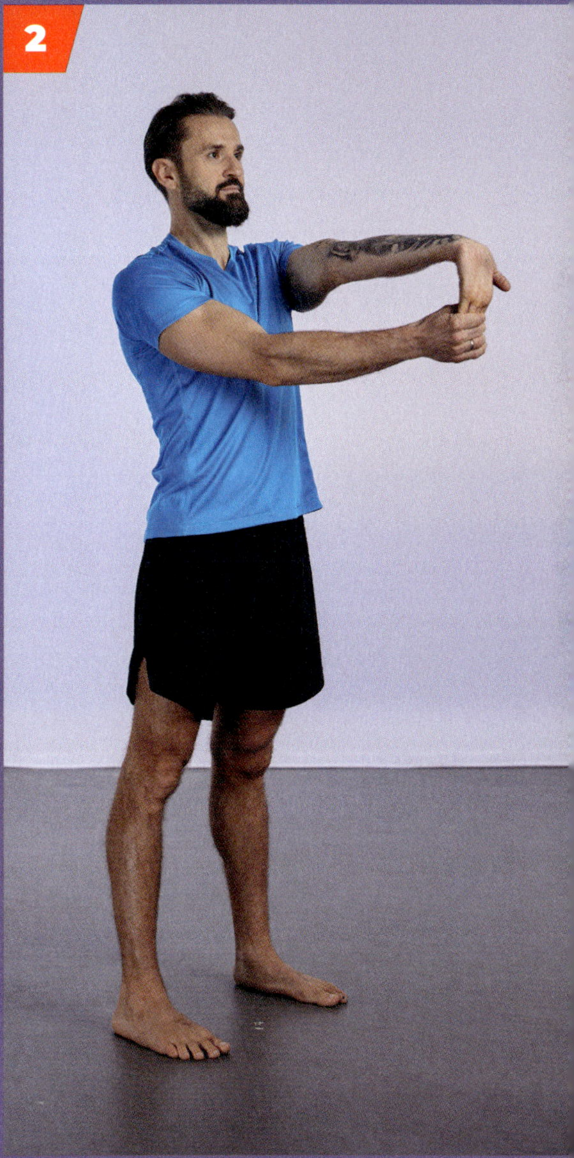
2

Das Kiefergelenk – ein wichtiger Stressfaktor

Das Kiefergelenk ist ein wichtiger Stressfaktor, weil es stark auf emotionale und physische Spannungen reagiert. Bei vielen Menschen führt Stress besonders nachts zu unbewusstem Zähneknirschen oder Kieferpressen. Dadurch kann die Schlafqualität stark beeinträchtigt werden. Schlafprobleme wiederum erhöhen das Stresslevel, was einen Teufelskreis schafft. Zudem belastet diese dauerhafte Anspannung der Kiefermuskulatur das Kiefergelenk stark und da die Kiefermuskeln eng mit den Muskeln im Kopf-, Nacken- und Schulterbereich verbunden sind, kann dies zu Kieferschmerzen, Kopfschmerzen, Verspannungen sowie langfristigen Problemen mit dem Kiefergelenk führen.

Das Kiefergelenk ist eines der am stärksten genutzten Gelenke im Körper. Es ist für Bewegungen beim Kauen, Sprechen und Schlucken verantwortlich. In stressigen Situationen verkrampft sich die Kiefermuskulatur auch tagsüber häufig, was zusätzliche muskuläre Verspannungen im gesamten Gesichts- und Nackenbereich verursachen kann. Daher ist es wichtig, Stress zu reduzieren und gezielte Entspannungsübungen oder Techniken zur Entlastung des Kiefers zu praktizieren.

Der Kiefer ist auch emotional stark beteiligt. Oft beißen wir im wahrsten Sinne des Wortes »die Zähne zusammen«, wenn wir uns unter Druck fühlen oder mit Herausforderungen kämpfen. Diese metaphorische Stressbewältigung kann korperliche Folgen haben, wenn der Kiefer dauerhaft angespannt bleibt, meistens ist dann die Nackenmuskulatur betroffen.

Eine übermäßige Spannung im Kiefer kann außerdem Spannungskopfschmerzen auslösen oder verstärken.

KIEFERGELENK MOBILISIEREN – ENTSPANNE DEINE KAUMUSKULATUR

Eine eingeschränkte Beweglichkeit des Kiefergelenks kann zu einer *Temporomandibulären Dysfunktion* (TMD) führen. Diese Dysfunktion kann sich in Form von Schmerzen, Knacken oder Klicken im Kiefergelenk, eingeschränkter Mundöffnung und Schwierigkeiten beim Kauen äußern. Durch regelmäßige Mobilisation wird das Risiko einer Dysfunktion verringert.

Mobility

KIEFERÖFFNUNG MIT SANFTEM WIDERSTAND

1. Setze dich bequem hin und halte den Kopf in einer aufrechten Position. Deine Schultern sind entspannt. Lege zwei Finger sanft auf das Kinn.

2. Öffne den Mund langsam, während du einen leichten Widerstand mit den Fingern ausübst. Halte den Mund für 5 Sekunden offen, bevor du ihn langsam wieder schließt. Führe diese Übung 20-mal durch, um die Mobilität zu fördern und Verspannungen zu lösen.

Die Mobilisierung des Kiefergelenks ist entscheidend, um Verspannungen zu lösen, die Beweglichkeit zu verbessern und Beschwerden wie Kiefergelenksdysfunktionen oder Spannungskopfschmerzen vorzubeugen. Regelmäßige Übungen helfen, das Kiefergelenk flexibel zu halten und den allgemeinen Muskeltonus zu entspannen, was sich positiv auf das Wohlbefinden auswirkt.

ENTSPANNE DEINE KIEFERMUSKULATUR

Eine dauerhaft angespannte Kiefermuskulatur kann zu Kieferschmerzen und Problemen im Kiefergelenk führen, die mit Schmerzen, Knirschen oder Knacken im Kiefer einhergehen. Durch Entspannung können diese Beschwerden gelindert oder verhindert werden.

KIEFERLOCKERUNG Massage

1. Setze dich bequem hin oder stehe aufrecht, halte deinen Kopf gerade und die Schultern entspannt. Lege deine Zeige- und Mittelfinger beidseitig an die Stellen direkt vor deinen Ohren, wo du die Bewegung des Kiefergelenks spüren kannst, wenn du den Mund leicht öffnest und schließt.

2. Übe leichten Druck aus und beginne, sanft kreisende Bewegungen auszuführen. Massiere die Muskeln rund um das Kiefergelenk in langsamen, kreisenden Bewegungen.

3. Bewege dich von den Kiefergelenken zu den Muskeln entlang der Kieferkante hinunter bis zum Kinn. Massiere dabei sanft und löse Spannungen in diesem Bereich. Führe diese Massage für 2 bis 3 Minuten durch.

Die Kiefergelenkmassage ist eine einfache und effektive Übung, die du jederzeit in deinen Alltag integrieren kannst, um Spannungen im Kieferbereich zu lösen und das allgemeine Wohlbefinden zu fördern.

Hinweise zur Ausführung

- Atme bei der Kiefermassage tief und gleichmäßig, um den Entspannungsprozess zu unterstützen.
- Führe die Bewegungen langsam und kontrolliert aus.

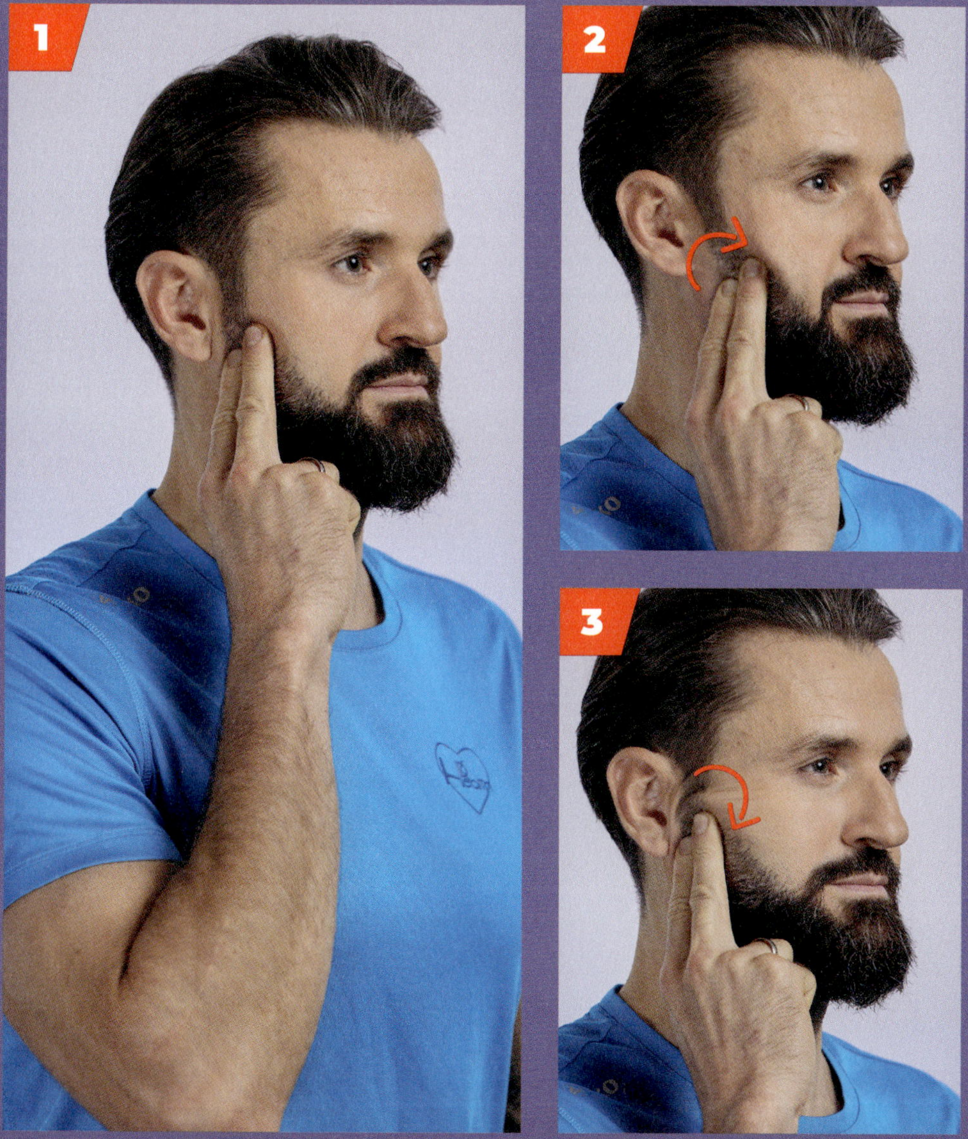

Die Auswirkung der Augen

Unsere Augen sind eng mit der Körperhaltung verbunden. Wenn du beispielsweise lange Zeit auf einen Bildschirm schaust, der nicht richtig positioniert ist, neigst du unbewusst deinen Kopf nach vorne. Diese Vorwärtsneigung des Kopfes belastet die Nacken- und Rückenmuskulatur stark, da die Muskeln die zusätzliche Last des Kopfes tragen müssen. Auf Dauer führt das zu Nacken- und Rückenschmerzen. Wenn die Augen überlastet sind, wie es bei langen Bildschirmzeiten oder intensiver Naharbeit der Fall ist, führt das oft zu Augenmüdigkeit und einer Anspannung der Augenmuskulatur.

Diese Überlastung der Augen kann sich auf den gesamten Kopf-, Nacken- und Schulterbereich ausweiten, was wiederum zu Verspannungen führt. Diese Verspannungen können sich bis in den Rücken ausbreiten und Rückenschmerzen verursachen oder verstärken. Menschen mit Sehproblemen (wie Kurz- oder Weitsichtigkeit) oder schlecht angepassten Brillen neigen dazu, unbewusst ihre Kopfhaltung zu verändern, um besser sehen zu können. Häufiges Nicken, Vorbeugen oder Drehen des Kopfes, um den Fokus besser zu finden, belastet die Nacken- und Rückenmuskulatur und kann zu chronischen Rückenschmerzen führen.

Mit den folgenden Maßnahmen kannst du die Augenbelastung und somit Rückenschmerzen vermeiden:

- **Bildschirmhöhe und Entfernung optimieren:** Stelle sicher, dass der Bildschirm auf Augenhöhe positioniert ist und etwa 50 bis 70 Zentimeter von den Augen entfernt steht. So vermeidest du eine Vorwärtsneigung des Kopfes und entlastest Nacken und Rücken.
- **Regelmäßige Pausen (20-20-20-Regel):** Mache alle 20 Minuten eine kurze Pause, in der du für 20 Sekunden auf einen Punkt schaust, der

20 Fuß (circa 6 Meter) entfernt ist. Das entspannt die Augenmuskulatur und reduziert die Spannung im Nackenbereich.

- **Gute Beleuchtung:** Achte auf eine ausreichende Beleuchtung, um deine Augen nicht unnötig anzustrengen. Vermeide blendendes Licht, das zu einer schlechten Körperhaltung führen könnte, um besser zu sehen.
- **Augenübungen:** Führe regelmäßig Augenübungen durch. Dafür habe ich für dich in den nächsten Abschnitten Übungen zusammengefasst.

Die Augen haben einen direkten Einfluss auf die Körperhaltung und die Muskelspannung, insbesondere im Nacken- und Rückenbereich. Überanstrengung der Augen, schlechte Bildschirmpositionen und Sehprobleme können zu Fehlhaltungen und Verspannungen führen, die sich in Rückenschmerzen äußern. Durch richtige Ergonomie, regelmäßige Pausen und Entspannungsübungen für die Augen lässt sich der Zusammenhang zwischen der Augenbelastung und Rückenschmerzen positiv beeinflussen.

AUGENTRAINING

Das Augentraining zielt darauf ab, die Augenmuskulatur zu stärken, die Flexibilität zu verbessern und Überlastungen durch langes Starren oder intensive Sehaufgaben zu reduzieren. Es hilft, die Augen zu entspannen, Sehstress zu lindern und Beschwerden wie müde Augen, Kopfschmerzen oder Verspannungen im Nacken- und Schulterbereich zu reduzieren. Das Augentraining fördert auch die Sehkraft, indem es die Augen fokussiert und schärfer auf verschiedene Entfernungen einstellen lässt.

Augentraining

NAH- UND FERN-FOKUSSIERUNG

Diese Übung trainiert die Fähigkeit der Augen, schnell zwischen nahen und entfernten Objekten zu fokussieren, was die Flexibilität der Augenmuskulatur verbessert und Sehstress reduziert und gleichzeitig hilft, Verspannungen im Nacken- und Rückenbereich vorzubeugen.

Du kannst sie wie folgt ausführen:

1. Setze dich bequem hin, entweder am Schreibtisch oder auf einen Stuhl, und wähle ein Objekt, das sich etwa 20 bis 30 Zentimeter vor dir befindet (zum Beispiel deinen Finger oder einen Stift). Halte das Objekt vor deine Augen und fokussiere deinen Blick für 5 Sekunden darauf. Achte darauf, dass dein Blick scharf auf das Objekt gerichtet ist.

2. Blicke nun auf ein weiter entferntes Objekt, das sich mindestens 6 Meter entfernt befindet, zum Beispiel ein Bild an der Wand oder einen Gegenstand draußen vor dem Fenster. Halte den Fokus 5 Sekunden lang auf dieses entfernte Objekt.

3. Wechsle 20-mal zwischen dem nahen und dem entfernten Objekt hin und her. Fokussiere jedes Mal bewusst und halte die Augenmuskulatur entspannt.

ENTSPANNE DEINE AUGEN

Das Entspannen der Augen ist entscheidend, um Augenmüdigkeit und Überlastung zu verhindern, die durch stundenlanges Starren auf Bildschirme, intensive Naharbeit oder langes Lesen entstehen können. Überlastete Augen führen oft zu Kopfschmerzen und Nackenverspannungen und können langfristig sogar die Sehkraft beeinträchtigen. Zudem beeinflusst eine angespannte Augenmuskulatur oft die allgemeine Körperhaltung, da du unbewusst deinen Kopf nach vorne neigst, was zu zusätzlichen Beschwerden im Nacken- und Rückenbereich führen kann.

Eine gezielte Augenentspannung hat viele Vorteile, unter anderem die Reduktion von Sehstress und Müdigkeit, Verbesserung der Sehkraft, Vorbeugung von Kopfschmerzen und Verspannungen, bessere Konzentration und Produktivität. Die folgende Übung beruhigt die Augen und hilft, Sehstress abzubauen. Durch die Dunkelheit und die Wärme wird die Augenmuskulatur entspannt, was besonders nach langer Bildschirmarbeit oder intensivem Lesen hilfreich ist.

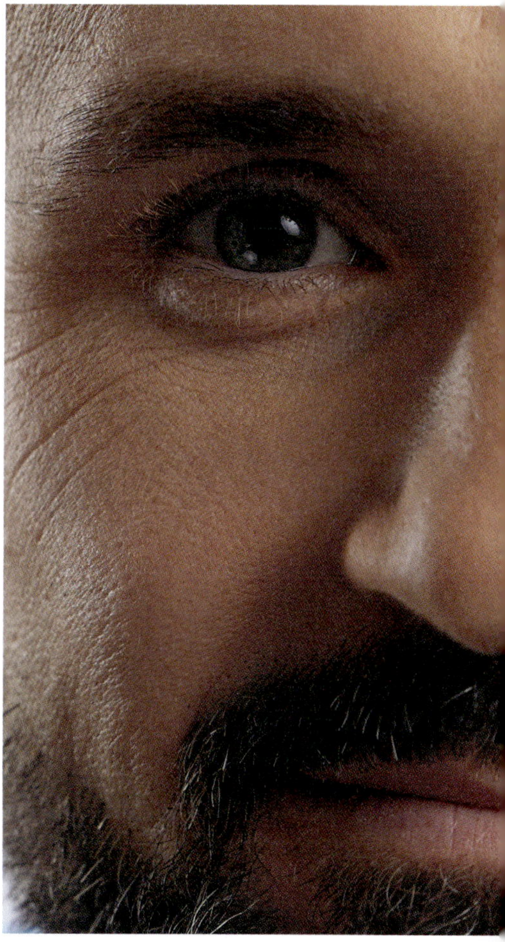

PALMING *Massage*

1. Setze dich bequem hin, sodass du dich entspannen kannst. Reibe deine Handflächen aneinander, bis sie angenehm warm sind.

2. Schließe nun deine Augen und lege die gewärmten Handflächen sanft über deine geschlossenen Augen. Atme tief ein und aus, während du die Augen unter den Händen ruhen lässt. Lasse auch deinen Nacken und deine Schultern locker. Halte diese Position für 1 bis 2 Minuten oder länger, je nachdem, wie angespannt deine Augen sind. Nimm die Hände danach langsam weg und öffne die Augen behutsam.

Diese Übung hilft, die Augen zu entspannen und die Durchblutung in der Augenregion zu fördern. Regelmäßige Augenentspannung ist wichtig, um Sehstress zu reduzieren, die Augen gesund zu halten und Spannungen im gesamten Körper zu vermeiden. Die *Palming*-Übung ist eine einfache, aber effektive Methode, um die Augen schnell zu entspannen und die Belastung für Kopf, Nacken und Schultern zu mindern.

Hinweise zur Ausführung

- Achte darauf, dass kein Druck auf die Augen ausgeübt wird und kein Licht durch die Hände dringt – es sollte komplett dunkel sein.
- Konzentriere dich auf die Wärme deiner Hände und entspanne die Augenmuskulatur.

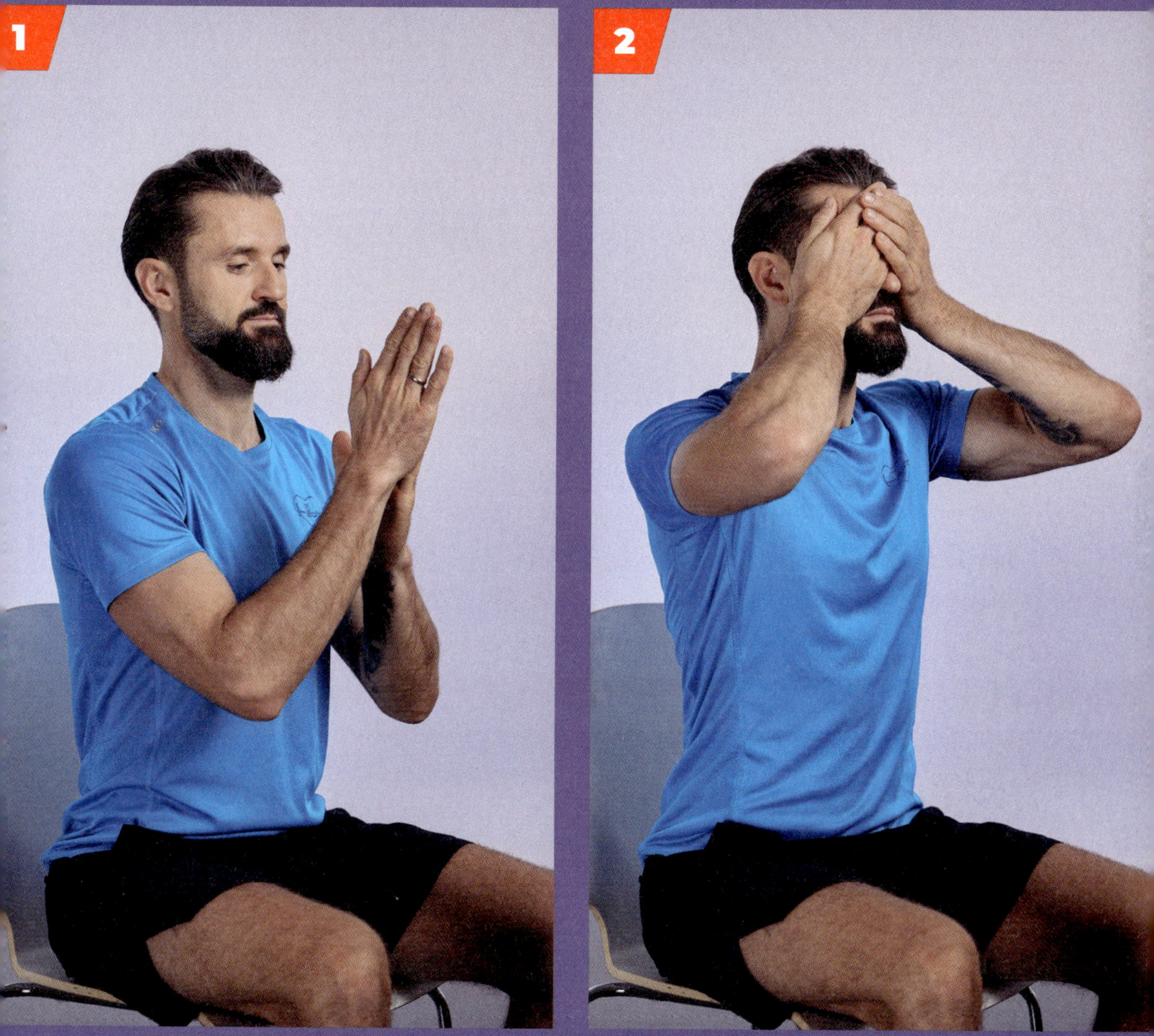
1
2

Dein Fuß-bis-Kopf-Programm für langfristige Rückengesundheit

Ich habe für dich in der Tabelle ein Beispiel erstellt, wie so ein Tag mit all den Übungen aussehen kann, um deine Rückenbeschwerden nachhaltig in den Griff zu bekommen. Diese Übungen sollen dir als Routinen helfen, dranzubleiben und langfristig etwas für deine Rückengesundheit zu tun.

Du kannst diese Übungen von morgens bis abends in deinen Alltag beliebig integrieren und wirst am Ende des Tages gerade mal 15 bis 20 Minuten in deine Gesundheit investiert haben, was dir nachhaltig hilft, weniger oder gar keine Rückenbeschwerden zu haben. Und wenn du dann noch Zeit hast, kannst du aus diesem Buch für dich die passenden Übungen heraussuchen und zusätzlich speziell die betroffenen Bereiche durchbewegen.

Ich wünsche dir viel Erfolg bei der Umsetzung.

Übung	Dauer/Wiederholung	Sätze	Seite
Füße ausrollen	3 Minuten pro Seite	1	149
Hüftbeuger dehnen	30–60 Sekunden pro Seite	1	157
Hamstrings dehnen	30–60 Sekunden	1	168
Türrahmendehnung der Brustmuskulatur	30–60 Sekunden	1–2	176
Kopfkreisen im Sitzen	1 Minute	1–2	182
Schultern hochziehen	1–2 Minuten	2–3	186
Innen- und Außenrotation mit ausgestreckten Armen	1 Minute	1–2	190
Unterarmdehnung	30–60 Sekunden pro Seite	1–2	204
Kieferöffnung mit sanftem Widerstand	5 Minuten	1	207
Palming	1–2 Minuten	1–2	214

Dein Leben ist das Ergebnis deiner Gedanken

In den letzten zehn Jahren habe ich mich mit dem Thema »Mindset und Gedanken« intensiv auseinandergesetzt und habe für mich herausgefunden und verstanden, dass es immer nur eine einzige Lösung gibt für meine jetzige Situation. Und diese Lösung bin ich selbst. Alles, was wir in unserem Leben durchleben, alle Erfahrungen, die wir sammeln dürfen, sind die Ergebnisse unserer Gedanken. Hast du schon einmal etwas von dem Prinzip Ursache und Wirkung gehört? Unsere Gedanken sind die Ursachen für unsere Auswirkungen beziehungsweise die Erfahrungen, die wir durchleben. Das heißt, dass die Rückenschmerzen eine Auswirkung von früheren Gedanken sind. Eventuell hast du die ersten Symptome des Körpers nicht bewusst wahrgenommen und dementsprechend nicht gehandelt, nach dem Motto »Ach, es wird schon nichts Schlimmes sein«. Oder du hast solche Gedanken wie »Na ja, es hilft sowieso nichts«, »Niemand hat für mich eine Lösung« verspürt. All diese Gedanken haben eine Wirkung auf dein Leben und zwar, dass du entweder immer gleich handelst (gleiche Übungen machst) oder dass du gar nicht handelst. Deshalb ist das Ergebnis immer gleich: Rückenschmerzen!

Und deshalb bist du die Lösung für deine jetzige Situation. Wenn du anfängst, an deinem Mindset zu arbeiten und deine Gedanken zu verändern, wirst du mit anderen Handlungen andere Ergebnisse erzielen und deine Rückenbeschwerden nachhaltig in den Griff bekommen.

Und es ist absolut egal, wie viel Zeit du brauchst, um dein Ziel zu erreichen, denn am Ende des Tages zählt nur das Ergebnis! Hast du deine Rückenbeschwerden in den Griff bekommen oder musst du dein ganzes Leben mit den Schmerzen leben?

Es kommt auf dich an, die Entscheidung liegt in deiner Hand, dafür musst du täglich mit dem wichtigsten Tool beginnen und deine Denkweise verändern.

Ich bin mir sicher, dass du es schaffst, deine Rückenbeschwerden nachhaltig zu lösen. Bleibe dran, vertraue dir selbst und investiere in deine Gesundheit. Über deine positiven Ergebnisse würde ich mich sehr freuen zu hören, schreibe mir gerne auf meinen Social-Media-Kanälen.

Bleibe gesund. Dima

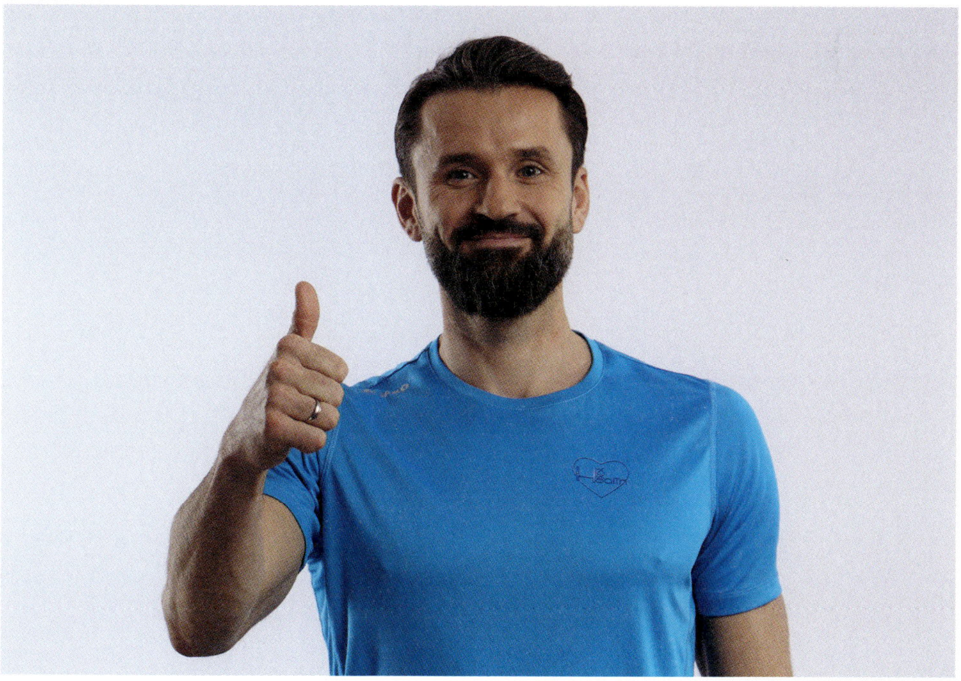

Quellen

ONLINEQUELLEN

Frauke Suhr (2017): *Deutschland hat Rücken*. Statista, 14.03.2017, de.statista.com/infografik/8488/rueckenschmerzen-in-deutschland/

BÜCHER

Dispenza, Joe (2017): *Werde übernatürlich: Wie gewöhnliche Menschen das Ungewöhnliche erreichen*, KOHA-Verlag

Haanel, Charles. (2012): *The Master Key System: Der Universalschlüssel zu einem erfolgreichen Leben*, Goldmann Verlag

Übungsregister

Danksagung

Dieses Buch wäre ohne die Unterstützung und den Rückhalt meiner Familie nicht möglich gewesen. Mein besonderer Dank gilt meiner Frau und meinen beiden Kindern, die mir die Freiheit und Zeit gegeben haben, mich ganz auf das Schreiben und die Weitergabe meines Wissens zu konzentrieren. Dank eurer Unterstützung wird dieses Herzensprojekt ganz vielen Menschen weiter helfen.

Ein herzliches Dankeschön geht an den riva Verlag, München. Danke an Katharina und Raphaela für eure wertvolle Unterstützung und euren Glauben an dieses Projekt. Ein weiteres Dankeschön geht an meine wunderbare Lektorin Simone.

Ich möchte auch meiner wundervollen Community danken, die mich täglich inspiriert und unterstützt. Eure Rückmeldungen, Fragen und euer Vertrauen in mich sind der Grund, warum ich dieses Buch geschrieben habe. Ihr seid die Motivation, die mich antreibt, jeden Tag mehr zu lernen und weiterzugeben.

Möge dieses Buch ein Schritt in Richtung eines schmerzfreien Lebens für euch alle sein. Danke an jeden einzelnen, der an dieses Projekt und an mich geglaubt hat.

Über den Autor

Dima Kreis, 36 Jahre jung, verheiratet und Vater von zwei Kindern, ist seit 2014 ausgebildeter Physiotherapeut mit einer zusätzlichen Spezialisierung in Rückenschule. Mit über 20 Jahren Erfahrung im Bereich körperliche Beschwerden, Stressmanagement, Mindset und ganzheitlicher Gesundheit ist er ein gefragter Experte, wenn es um Rückenschmerzen und deren langfristige Linderung geht. Durch seine 15-jährige Karriere als professioneller Basketballspieler bringt er nicht nur Fachwissen, sondern auch persönliche Erfahrung im Umgang mit körperlicher Belastung und Verletzungen mit und kennt die Herausforderungen körperlicher Belastung aus erster Hand. Heute hilft er als Onlinecoach auf verschiedenen Social-Media-Kanälen Menschen dabei, ihre Beschwerden zu lindern und ein gesundes, schmerzfreies und ausgeglichenes Leben zu führen. Mittlerweile folgen ihm über eine Million Menschen auf Instagram, YouTube, Facebook und TikTok und profitieren von seinen erprobten Tipps und Methoden für ein schmerzfreies Leben.

Sein Buch SOS, *ich habe Rücken* ist ein umfassender Leitfaden mit wertvollen Einblicken und praktischen Tipps für alle, die ihre Rückenschmerzen langfristig in den Griff bekommen und ihre Rückengesundheit nachhaltig verbessern möchten.

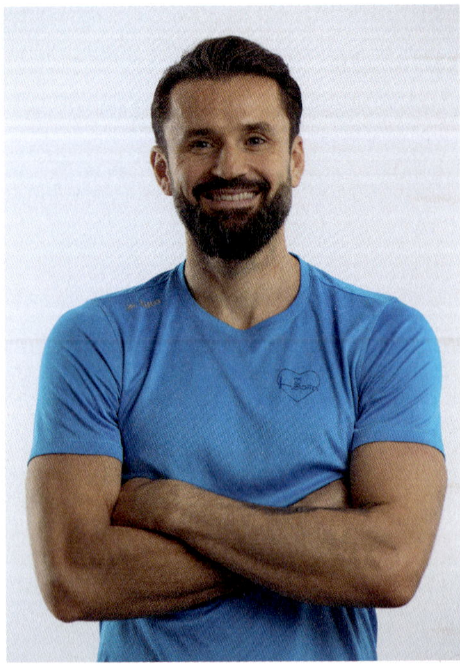

Mehr von Dima findest du auf allen gängigen Social-Media-Plattformen unter @Dimakreis oder auf seiner Homepage: www.dimakreis.de